急性疼痛紓緩全書

嘉義長庚醫院復健科主治醫師&國家代表隊隊醫
許宏志醫師◆著

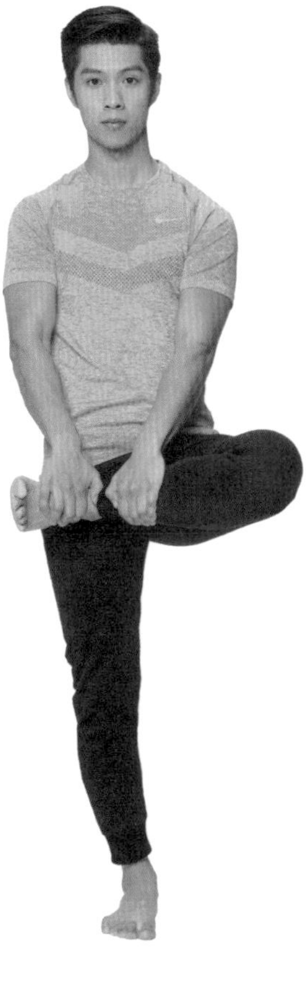

目錄

患者疼痛不再來

現今痠痛充滿各階層已不是老人專利，本人十幾年前膝關節疼痛，雖經數所醫院診斷均需手術，但在巧遇貴人長庚大學復健科醫師鄧教授的介紹，由他得意優秀學生許宏志醫師治療，經他細心親切的診斷後施打玻尿酸或葡萄糖胺，迄今照常登山健行（包含百岳），現在他的傑著《急性疼痛紓緩全書》問市，藉由門診實例，抽絲剝繭，鉅細靡遺，詳實說明一目瞭然，實是家庭必備優良讀本。

（林文雄，退休教師）

本書洗練解說疼痛成因，並善用生活常見用品進行保健，例如以棒棒冰冰敷、網球充當滾輪按摩器等，居家緩解各種痠疼痛麻，省錢便利顧保健。是本實用好書。

（林唯莉，立法院立委辦公室媒體聯絡人）

痠痛是人體本能的示警訊息，許教授言簡意賅又專業的介紹其症狀、原因及機轉，藉由痠痛的位置，點、線或面的痠痛分佈，可以自行預防於先，及正確的治療於後。對於痠痛的認知及復健的關鍵，這是值得珍藏的寶庫。

（陳宏彰，監察院調查官）

這是一本值得你放在家中最明顯地方的書，因為此書可告訴你如何讓身體避免痠痛並協助在家中做自我復健。作者以其身為國家級運動員的隊醫及數十年復健科的豐富醫療經驗，在書中用淺顯易懂的文字與圖片的說明，並介紹實際可行的復健法，使痠痛和你保持距離。強烈建議再忙也要閱讀本書。

（郭世宗，日本神戶基督教改革宗長老會主任牧師）

我是一個熱愛跑步的跑者，因為膝蓋疼痛困擾而求助於許醫師，看診的同時，許醫師不僅治療我的疼痛，更帶領我認識疼痛、緩解疼痛、遠離疼痛。經由許醫師的診治與指導，我不再因為膝蓋疼痛而困擾，也懂得如何預防膝蓋再次受傷，因此後續的場場超馬賽事我都能順利無傷完賽。身邊也有許多因為運動傷害困擾的跑友，我只跟他們說：「找許醫師吧！因為我只信任他。」他的著作就是帶領我們認識疼痛，進而真正遠離疼痛的預防寶典！

（陳嘉珮，糖尿病衛教師、素人跑者）

大力推薦這本書因書內容文章用平易近人的文筆及很正確的人像照片表示，及各種狀況處理，防範措施！家庭及公司應該必備的好書！

（吳哲芳・智漢科技董事長）

醫門常開 勿忘世上苦人多

「黃帝問曰：痺之安生？岐伯對曰：風寒濕三氣雜至合而為痺也。其風氣勝者為行痺，寒氣勝者為痛痺，濕氣勝者為著痺也。」（《黃帝內經》素問痺論篇第四十三）

「所以我滿腰疼痛。痛苦將我抓住，好像產難的婦人一樣。我疼痛甚至不能聽，我驚惶甚至不能看。」（《聖經》以賽亞書第二十一章第三節）

疼痛，常伴隨各種疾病產生。人類有歷史以來，就有各種關於疼痛的描述。從東方的《黃帝內經》到西方的《聖經》新舊約裡，都有詳細傳神的記載。

今日復健科門診當中，有許多疾病以疼痛作為最明顯的表徵，當中以骨骼、肌肉，及筋膜、肌腱、韌帶、滑囊、間質等軟組織病變所引起的最為常見。而疼痛本身也會引起許多其他症狀，如失眠、焦慮、高血壓等。許多病患常因為急性疼痛而慌張胡亂求治，或不知疼痛何時會好、擔心疼痛會再發生、不知道怎麼面對疼痛而徬徨，以及疼痛打亂生活不知何時回復而擔心煩惱，都是因疼痛（pain）而受苦（suffer）。其實疼痛病因各有不同，正確診斷才能有效治療，而急性疼痛發生時若能先預備好應急方案、知道如何避免誘發疼痛或避免復發，以及清楚疼痛的病程與治療的效力，能找到信賴且有經驗的人及時支持，就能夠走出疼痛陰暗的幽谷看到光明出口。

二十年前的九二一地震，身為長庚醫療團首批趕赴東勢災區的醫療人員，見到滿目瘡痍震撼之餘，我也學到了醫學中心學術研究以外的寶貴經驗：急救後送外傷病患後，有大量因各類壓砸傷引起疼痛的患者前來求助，在分秒必爭和有限醫療資源下，面對各類疼痛要快速找到病因並且快速有效治療，以便服務更多的災民，讓他們不再因疼痛或擔心而受苦並恢復功能後投入家園重建，實在是很艱鉅的挑戰。當時能靈活使用各種儀器和注射針刺治療疼痛的復健科醫師，發揮了相當大的功用。

經歷過這段之後，我也重新反省思考，對復健醫師而言，疼痛的快速診斷與有效治療，確實是基本而重要的。也因為希望身體力行，於是選擇離開醫學中心到鄉間服務，第一線面對疼痛病患。

然而到嘉義縣服務後，對著滿滿的門診病患常覺得愧疚。過多病患加上時間和醫療資源有限，面對遠道而來、飽為病痛所苦，為生計打拚而無法經常接受治療的患者，總希望在有限的看診時間內盡快幫他們解決問題，並提供適合在家自我保養的健康準則與居家復健運動。於是在「補強門診解釋不足」與「提供完整居家自我復健計畫」的目的之下，三年間陸續完成超過二百篇不同疼痛疾患的衛教文章，並在二〇〇六年集結成我的第一本簡明的居家保健書《酸痛復健全書》。以身體不同部位排序，挑選最常見的疼痛疾患，從疾病簡介、成因、治療到居家復健運動處方，做系統性的介紹，希望病患不再因疼痛而受苦。

第一本著作出版後承蒙讀者厚愛，陸續長銷多年。從九二一震災後離開醫學中心到南部當個鄉間醫者，從事急性疼痛快速診斷與高效治療研究，倏忽也已二十年，這些年走過國內外，診治各類疼痛與運動傷害患者逾十五萬人次，超過二百場的演講專訪，面對各式各樣不同的疼痛疾患，從中學習成長很多。總希望能夠解密疼痛，找到關鍵點——也是我常講的疼痛開關。因為唯有診斷正確，治療才會有效。

本次改版將先前內容大幅修訂更新，希望以更簡單明瞭的方式，將最惱人、突如其來的急性疼痛作清楚介紹與自我應急救痛法重點提示，盼望能對因疼痛而受苦的患者有些許幫助，如同西方醫哲楚道（Edward Livingston Trudeau）所說的：

"To cure sometimes, to relieve often, to comfort always."（偶而治癒疾病，時常減輕症狀，總能撫慰病患。）

本書修訂更新工作頗為繁重，或有手民之誤尚請各方指正。感謝遠流出版編輯辛勞修訂，舍妹于文提供精美插圖、好友文創美芳支援最高品質影像，及育昇、詠晴兩位模特兒辛苦示範動作。還有筆者所屬嘉義長庚醫院復健科醫療團隊與長庚體系運動醫學團隊夥伴們的大力支援、各位敬愛的師長不吝指導推薦，及所有以自身病痛教示提點我的患者，謝謝您們的協助和教導。

許宏志　二〇一九秋天於嘉義長庚醫院

疼痛，突然來襲

急性疼痛，通常是指由外力碰撞或突然發生扭傷、拉傷、切割傷、頓挫傷等意外傷害造成。例如，前一晚活動正常，隔天起床時突然發現脖子疼痛無法轉動的「落枕」，伸懶腰時背部突然劇痛收縮的「閃腰」，或運動後腿腳肌肉突然僵硬收縮，疼痛的「鐵腿」「抽筋」等均屬於這類。然而有時急性疼痛不只是一時的外力造成，而是長期身體不當使用，肌肉、筋膜、韌帶等過度勞損，累積到頭來當放下最後一根稻草時（觸發因子可能是舉高雙手或是打噴嚏等）就可能導致急性痛症發生。所以，平常維持正常的動態與靜態姿勢是預防疼痛的基本法則。

急性傷害自救SOP

當急性傷害疼痛發生時，即時自我處理可參考運動傷害發生時的緊急處理原則——PRICE。

P（Protection，保護患處）：馬上中斷正在進行的動作，例如打球的時候小腿忽然抽筋，就要趕快停止運動。

R（Rest，休息）：關節休息至少四十八小時。

I（Ice，冰敷）：冰敷受傷部位以減少腫脹。不要讓皮膚直接接觸冰塊，應使用冰袋、冰毛巾或毛巾包裹冰塊，然後冰敷受傷處，同一部位冰敷約二十分鐘。

C（Compression，壓迫）：使用直接加壓、彈性繃帶或固定護套壓迫腫脹處。

E（Elevation，抬高）：將受傷處抬高，高於心臟水平高度。

更詳細作法請參考下列的「PRICE：急性傷害處理步驟表」。

PRICE：急性傷害處理步驟表

步驟	處理方式	注意事項
保護 Protection	馬上以固定巾或護具保護。	可使用毛巾，或隨手可得的紙板、筷子等作為肢體固定用具。
休息 Rest	停止運動或活動，休息可避免二度傷害與促進較快復原。	可減少疼痛、出血或腫脹，防止傷勢惡化。
冰敷 Ice （另一作法是固定 Immbolization）	1. 休息10～20分鐘後再冰敷。 2. 以冰塊冷敷時，不可讓冰袋直接接觸皮膚，應以溼的彈性繃帶或冰毛巾保護患處；冰敷10～20分鐘，須拿開冰塊休息5分鐘後再敷。若患部疼痛時，應馬上停止。	1. 冰敷可使血管收縮，減少傷處腫脹、疼痛及痙攣。 2. 每次冰敷不要超過20分鐘，以免發生凍傷或神經傷害。 3. 若患者有循環系統疾病如雷諾氏症則不可冰敷。

	3. 冰敷時皮膚的感覺有四個階段：變冷→疼痛→灼熱→麻木，當變成麻木時就可移開冰敷袋。 4. 若天氣過冷或無法接受太冰，可使用涼水敷代替冰敷。	4. 不要太早停用冰敷而轉用熱敷，如此會引起腫脹與疼痛，受傷後48小時可用冰敷至少3～4次，較嚴重傷害建議在使用冰敷72小時、腫脹明顯消退後，才可考慮使用熱敷。
壓迫 Compression	1. 移開冰敷袋後，在受傷部位以彈性繃帶包紮並抬高。 2. 以乾淨敷料（最好無菌）蓋住傷口後，用手或彈性繃帶壓迫患部，可減緩疼痛。 3. 包紮壓迫時，可從傷處幾吋下開始往上包，新的一層疊住前一層的二分之一做螺旋狀旋轉重疊，以平均而加點壓力的方式逐漸包上，但傷處則較鬆些。 4. 需注意受傷部位的血液環循暢通，避免組織壞死。	1. 避免腫脹應持續用彈性繃帶包紮18～24小時。若踝關節扭傷，包紮時可用U型襯墊加壓於踝突周圍。 2. 壓迫患處可止血止腫，但須注意末端血液循環有無受到影響。（檢查末端指頭有無發黑或發白，或者壓指甲後恢復血色的時間有無變長，有無疼痛、麻痺、刺痛等過度壓迫的症狀出現。）
抬高 Elevation	可將傷處抬高過於心臟高度，避免後續出血或水腫。	當懷疑骨折時，應先用夾板固定後再抬高，且盡快就醫。

今年八月，《英國運動醫學期刊》提出了另一套新的軟組織損傷治療原則，教導大眾以「和平與愛」（PEACE & LOVE）面對疼痛。原則如下：

損傷剛發生後不要再傷害組織，讓PEACE（和平）作為治療指引。

Protect保護：停止或限制運動1～3天以盡量減少出血，防止受損肌纖維萎縮，並降低加重傷害的風險。傷者應盡量減少休息，因為長時間休息可能會損害組織的強度和質量。「動到痛就停」，將疼痛作為停止信號以保護組織。

Elevate抬高：將肢體抬起至高於心臟以促進間質液從組織中流出。抬高法的風險低，最近的醫學證據支持其使用。

Avoid Anti-flammatory Modalities避免抗炎處置：軟組織修復四階段——血液穩定、發炎、增生、修復——其中就包含發炎過程，因此使用藥物抑制炎症可能會對組織修復癒合產生負面影響，更高劑量的影響可能更明顯。軟組織損傷的照護中應該要避免抗炎藥物，這裡指的應是非類固醇類抗炎藥（Non-steroid Anti-inflammatory Drugs, NSAID），而止痛藥如乙醯胺酚（acetaminophen）可以使用。然而若是感染仍應該使用適當的抗生素。這篇論文也提到，使用冰治療軟組織損傷的有效性高質量證據仍然不足。雖然冰治療主要是鎮痛效果，冰也可能影響炎症、血管生成和血供重建，延緩中性白血球和巨噬細胞浸潤，並增加不成熟的肌纖維，可能導致組織修復受影響和多餘的膠原蛋白合成。

Compress壓迫：使用膠帶或繃帶包紮後所產生的外部壓力，有助於限制關節內水腫和組織出血。例如腳踝扭傷後局部壓迫可減輕腫脹和提高受傷後的生活品質。

Educate衛教：要教育患者積極恢復的好處。被動儀器治療如電療、徒手治療或針刺和積極處理相比效果並不顯著，且長期執行下來可能有傷害，應避免過度的被動治療。可減少不必要的注射或手術，且減少醫療資源浪費。在疼痛恢復期間應該設定「符合現實狀況的恢復期望」而非盲目追求過度宣傳、看似神奇卻無實證依據的療法。

受傷幾天後，用要LOVE（愛）修復軟組織。

Load負荷：以活動和運動的主動介入對肌骨損傷病患最有助益。應力性壓力應盡早加入早期與正常的活動。不加重疼痛的適當負荷可以促進修復、重組，並透過應力性傳導以重建肌腱肌肉韌帶的強度和容量。

Optimism樂觀：患者的樂觀期望與更好的恢復結果和預後有相關。而災難感、抑鬱和恐懼等心理因素可能成為康復的障礙。信念和情緒的影響也可用來解釋踝關節扭傷後症狀的變化，而不只是局部組織的損傷。

Vascularisation血管形成：心血管活性是處理肌肉骨骼損傷的基礎。雖然數量和強度多少還有待研究釐清，但建議在傷後幾天就可開始無痛下的有氧運動，以提高動機並增加受傷結構的血流。早期活動和有氧運動可改善身體機能、恢復工作、減少肌骨疾病患者的疼痛治療需求。

Exercise運動：大量證據支持運動可用來治療踝關節扭傷和減少復發。運動有助於受傷後早期恢復活動力、力量和本體感覺。以不痛為原則的運動，可確保在亞急性期進行最佳修復。

處理軟組織損傷不僅是短期控制損傷，與其他傷害類似，我們應該以有利的長期結果為目標，而且別讓治療變得比疾病對病患傷害更大。

認識你的身體：正確姿勢解析

靜態姿勢自我分析

先想像人頭頂尖處有個隱形線將人整個拉起，在自然站立時，人體正常姿態從側面看來應為：垂直線會通過兩側耳突連線（耳道前的突起，連線中點就是頭顱重心）。往下會通過兩側肩膀斜方肌最高處

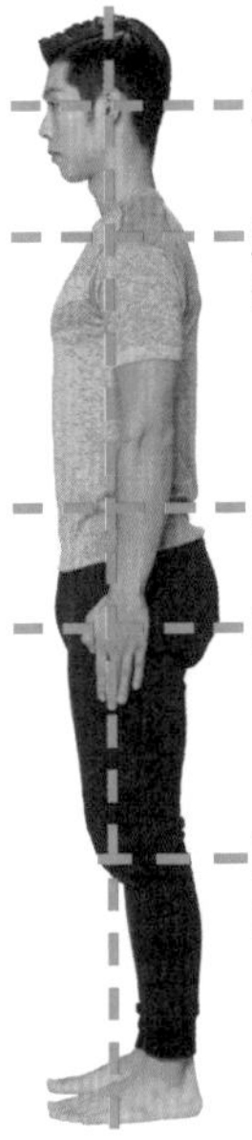

的稜線脊。往下依序到腰椎前方、髖骨頂點沿股骨往下，到膝關節前方，到外踝關節中間。

在此姿勢下骨骼肌肉處於平衡狀態，對脊椎的壓力相對最小，因此平常最好也能維持這種姿勢。可用鏡子、拍照來觀察靜態姿勢，或請旁人協助觀察。

靜態姿態下可從頭到腳，分段評估自己身體是否有不對稱、傾斜或不平衡的地方並記錄。由上而下可觀察：兩側後腦杓枕骨突起的連線、兩邊的頸側線、兩側的肩

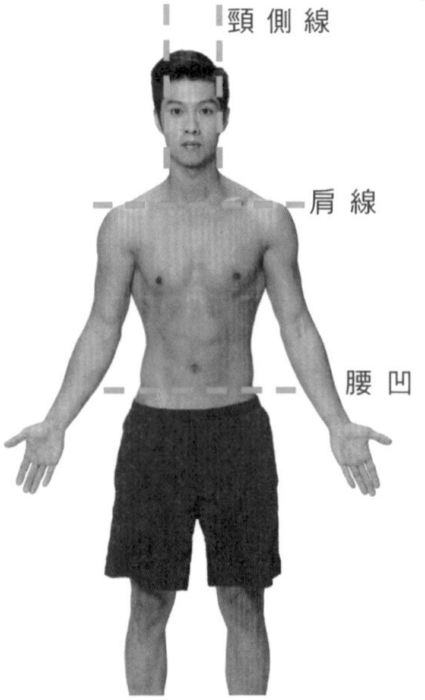

線、兩側的肩胛骨是否一樣高、兩側的腰凹窩連線、兩側的臀底線、兩側的膝後膕窩連線、兩側的阿基里斯腱有無與地面垂直等，若高度都一樣高且對稱表示身體沒有歪斜。

也可利用貼牆站的方式檢查，背靠牆壁站立，後腦勺、肩胛骨、臀部與腳跟四處試著同時貼牆。然後感覺自己是否下巴往後縮，身體有無往前傾，肩胛是否也貼牆，骨盆有沒有兩側都貼牆。測量牆與頭枕部（後腦勺）間距離（枕壁距離，OWD）：正常應可貼緊牆壁，且頸部有彎曲弧度出現。若大於3公分則可懷疑可能有胸椎或頸椎病變，大於5公分則可能有脊椎骨折。測量肋骨下緣與骨盆間距離：受測者兩腳與肩同寬站立，雙手平舉，量肋骨最下緣與骨盆最上緣的距離，正常應大於5公分，若小於5公分可能腰椎有病變。

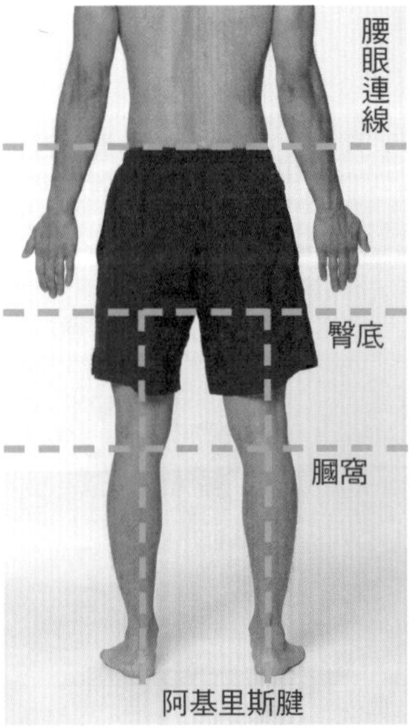

這樣的體態和大家印象中的「抬頭挺

胸」或許有些不同，不過，這些觀察線條若是偏移，通常會造成附近的肌肉失調與代償，進而侷限甚至破壞活動時某些正常動作而造成耗能增加與組織受傷。

動態姿勢分析重點

我們最常做的運動就是步行。是抵抗地心引力在平衡站立下所做的移動，脊椎骨盆的平衡、兩側腿腳肌肉力量相等都是維持正確步態的重要因素。有經驗的專科醫師可經由各種不同步態，來分析患者下肢甚至上半身的問題。這就是步態分析。

步行與人體重心：成人的重心約在薦骨（骶骨）前方，步行中重心移動有上下和左右以及旋轉三個方向。上下移動幅度約5公分，左右移動幅度約4公分，加上頭部左右移動時則重心左右移動的幅度大約為6公分。同時也可觀察左右腳在步行時，有無髖關節晃動（上下）、搖擺（左右）、轉動（內轉或外轉）等現象，以及腿部腳部肌肉收縮與協調性是否一致。通常因此除了靜態觀察外更需要分析步態。

步行的關節動作：步行時，人的骨盆、髖關節、膝關節、踝關節都有不同角度的活動，如骨盆是前後傾、前後與上下移動，髖關節為屈曲伸展內收外展，膝關節為屈曲伸展，踝關節為背屈蹠屈旋前旋後，我們也可藉由比對兩側關節活動時的角度有無對稱以及疼痛、活動度受限等情形來分析何處關節受到損傷。

步行的肌肉活動：包括臀部穩定肌群（代表為臀大肌、臀中肌、臀小肌、梨狀肌），腿部肌群（前方的股四頭肌、後方的腿後肌、外側的闊筋膜張肌、內側的半腱肌、半膜肌、股薄肌、縫匠肌），腿部內外側肌群（前側的脛前肌、伸趾長肌，外側的腓長肌、腓短肌、第三腓骨肌，內側的脛後肌、屈拇長肌、屈趾長肌，後側的腓腸肌、比目魚肌等），視不同速度的步行，兩側肌肉有無對稱使用、緊繃或者疼痛來分析。

動力鍊分析：
找出意外的疼痛不癒因素

運動傷害是常見的急性疼痛原因之一。分析疼痛或運動傷害的成因或尋找完整治療位置時，筆者常會使用此動力鍊的觀念解釋。「動力鍊」就是將人體皮膚、筋膜、肌肉等軟組織視同一連串掛於骨頭上有彈性相互纏繞連繫的橡皮筋，運動和傳遞動能時有固定使用順序，「肌筋膜動力鍊」，不光是線條，更像是節節相連的蓮藕或香腸、有拉動有旋轉更有聯動。皮膚張力、肌肉大小與張力、筋膜強度、節段內骨骼位置與強度、各節段的膨脹度（如藕段的膨脹程度、含水量、節段內壓力）、相對於運動軸心的運動速度，都會影響此條動力鍊活動時的軸向、力矩和運動特性。

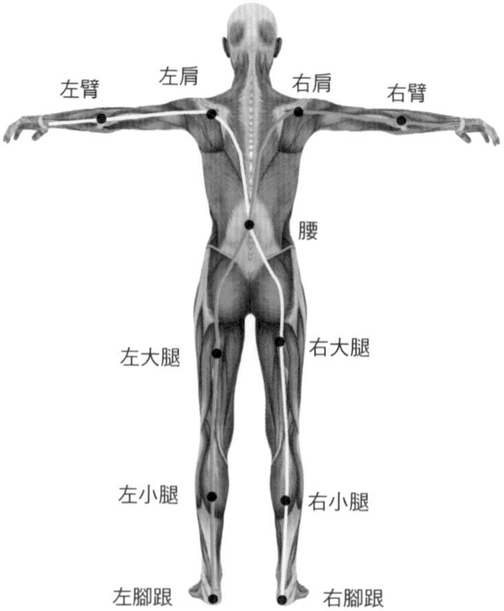

在動力鍊運作中，若有弧度減少或轉折

角度較大處，衝擊力通常會累積在這些點，筆者稱為「硬轉折點」。硬轉折點通常是累積性壓力堆積最多的地方，也經常是動力鍊上的疼痛點與可能最有效的治療點，要解套動力鍊引起的疼痛問題可從這些硬轉折點入手。

例如頸肩部、骨盆髖關節、手腕、踝部等，產生動作時有前後內外上下的肌肉，在一組骨骼之上協同後產生動作，有如一個肉粽，粽葉代表皮膚，糯米代表肌肉肌腱，其內餡代表骨頭，從外到內缺一不可，有缺陷或弱點（如皮膚損傷、肌肉萎縮或骨折脫位等）則會影響整個肉粽的強度與形狀。

又例如汽車的四個輪胎，若有任何一個輪胎漏風或打太飽（在人體就類似肌肉萎縮或張力增加）就會引起整台車行車方向偏移，造成開車方向盤需要更大力控制方向和耗油量增加。行駛速度更快時更容易磨損輪胎與控制不靈，例如肩膀運動軸心偏移後容易在肱盂關節產生夾擊症和旋轉肌損傷。

舉例來說，我在門診常看到許多右肩疼痛久治不癒的運動選手，同時有左側下背痛，經治療左下背痛同時可緩解右肩和右臂疼痛，而且在左小腿後方常可找到選手自己不曾發現的隱性激痛點，在「左小腿」、「左下背」、「右肩膀」、「右臂」四組部位依序治療後就能痊癒。

以肌筋膜動力鍊的觀念解釋，就是因為右手臂和肩膀為同一條動力鍊，運動時力量傳導沿中背部→左腰→左腿→左腳至腳踝。因此在過度頻繁使用右肩右臂擊投球時，衝擊力與拉力會沿此動力鍊傳遞到左邊腰部（硬轉折點）造成衝擊力累積的疼痛，左腰因為同時要維持身體穩定與提供力量，張力也會增加產生疼痛，進而影響左側小腿後的腓腸肌與腳跟。因此運動傷害發生後，需要依著運動型態做個別的動力鍊檢查，才能找到完整病因進行治療。

動力鍊分析運用在疼痛原因的探討上也很有效果，例如，扁平足會引起行走時足踝內外轉動的不穩定，造成小腿旋轉過多，影響膝蓋內外側韌帶，造成大腿內轉過多，引起髖關節和腰椎穩定肌過度使用，而發生髖臀腰的疼痛，在髖臀腰常見急性疼痛的單元會介紹更多案例。

正確使用，延長健康保固期

靜態站立的理想姿勢

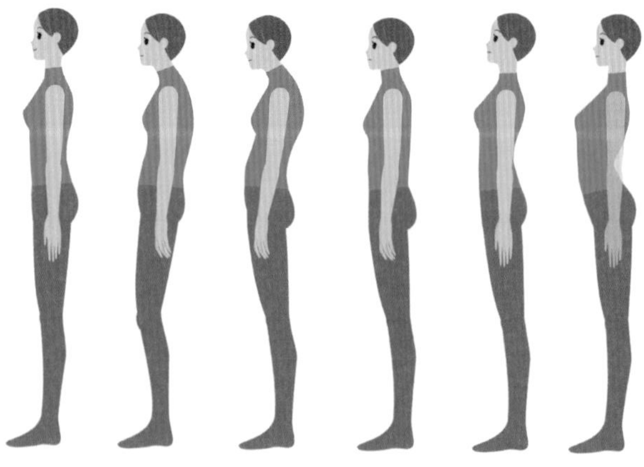

人體自然站立時，從側面看起來正常脊椎姿勢應該為：有條直線垂直於兩側耳豆連線中點（兩側耳道前面突起的連線中點，也就是頭顱重心），這條垂直線往下通過肩膀斜方肌最高處的稜線脊，再

往下依序通過腰椎前方、髖骨頂點，沿大腿骨往下，通過膝關節前方，與外踝關節中間。在此姿勢下，骨骼肌肉處於平衡狀態，對脊椎的壓力相對最小。平常站立時盡可能維持這樣的姿勢。工作必須長時間站著的人，站立時應該交換重心，不時分散在左右兩腳，也可以在櫃台後面放張小腳凳，讓兩腳交互支撐放鬆背肌，以避免站立整天後下背緊繃痠痛。

動態行走的理想姿勢

動態姿勢評估，一般最常用的是行走時的步態分析。從行走的速度、身體重心、步伐大小、兩腳著地的順序與時間差及走路時上半身與軀體的平衡等，都可以進行評估，若有疾病或疼痛時，會發現姿勢不良與行走步態改變。當身體因疾病導致平

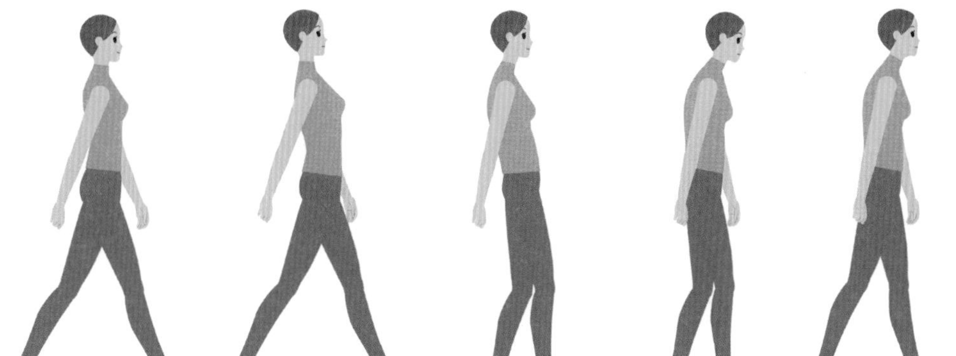

衡不好、身體重心前或後移動時，會改變步態，走多了就會導致頸背腰臀腿腳的耗能增加與疼痛。脊椎骨盆的平衡、兩側腿腳肌肉力量相等都是維持正確步態的重要因素。

坐姿的理想姿勢

現代人因工作形態多為鎮日久坐或長時間維持固定姿勢工作，如果沒有特別的跌倒扭傷等引發肌肉損傷的原因，大多數痠痛是因為姿勢不良所引起。肌肉長時間重複過度或不當使用，累積性創傷和反覆急慢性發炎導致肌肉傷害感受器活化而形成「肌筋膜疼痛症候群」。

許多人以為坐比站著更省力，但其實坐著時脊椎承受的壓力是站立時的一．五倍，尤其是盯電腦時背往前彎的姿勢，背

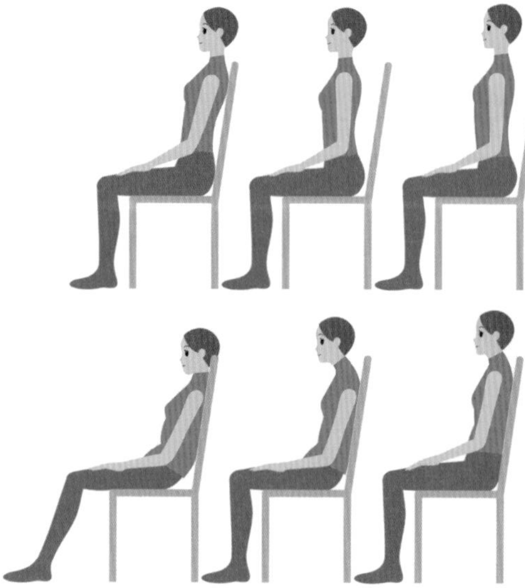

越駝背肌越就緊繃，脊椎承受的壓力更以倍數成長，或者試著將脖子往前伸，會發現脖子越往前，腰部凹窩處的背肌就越緊繃。

回想一下自己在辦公桌前的姿勢，是不是常伸長脖子、聳著肩緊盯電腦螢幕，還是蹺腳或彎腰駝背就著平板或手機追劇一

整天呢？另外，操作電腦時，很多人常習慣讓手臂直接懸空垂下，只用手靠著桌子或電腦鍵盤打字，或是好幾個小時操控滑鼠，肩膀和手臂間的旋轉肌過度使用而引發肌筋膜疼痛症候群。

不良姿勢與身體不當使用，不只是肌肉與肌筋膜等軟組織會累積性創傷，還可能造成脊椎受力不平均而發生位移、退化，發生骨刺、椎管狹窄、椎間盤突出等病變。

如果工作生活型態為久坐的，坐時腰不要太挺直，背後要有軟墊讓身體能往後靠，每工作20分鐘不妨起身動一動，或坐著將身體向後傾，背往後靠約15度是脊椎承受壓力最小的狀態。座椅高度最好讓膝蓋以下可以打直踩到地，辦公桌的高度應略低於肘關節，讓前臂、手腕都能有支撐，分散手臂肩膀下垂的重力。

臥姿的理想姿勢

根據醫界統計，約八成的人一生中至少有過一次嚴重的背痛，而台灣因背痛求診的人數僅次於感冒，而誘發背痛的原因除了與平日站或坐姿勢不良累積損傷之外，另外常見原因之一便是臥姿不良。

人體在直立時，從側面看，內部的脊椎在頸椎與腰椎處呈現S型的的生理性弧度，也就是頸椎與腰椎微前凸，以支撐前方的器官如心臟、肝臟、大小腸等重要臟器。這種自然的弧度靠著脊椎體間的關節連結及環繞在它週圍的肌肉與韌帶來支撐，如果長時間姿勢不正確，則可能造成椎間盤受到不當擠壓，導致變形、退化或椎體滑脫，甚至壓迫到神經根。

夜間睡眠時間放鬆休息時，最好採用側睡方式，讓脊椎獲得完全的休息，側臥時可兩膝間夾個枕頭，在上方的手臂下有靠墊，讓全身肌肉都可以放鬆，或者平躺時膝墊個墊子可讓膝蓋微微彎曲，讓腰椎放鬆。枕頭高度要讓頸部放鬆，太高或太低都不適合，並養成不要躺在沙發椅或床上看電視、看書的習慣。

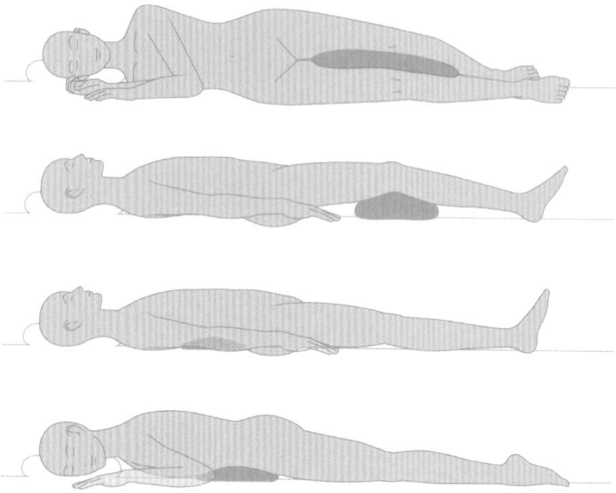

認識你的基本零件：骨骼、關節、肌肉

人體主要骨骼關節圖

人體骨骼是重要的運動、支撐和保護身體的器官。骨骼與骨骼之間有關節連結，身體的大小關節大約250至350個，如肩關節、膝關節為大關節，手指關節為小關節。關節讓人體活動順暢，例如步行時，人的骨盆、髖關節、膝關節、踝關節都有不同角度的活動，骨盆是前後傾、前後與上下移動，髖關節為屈曲伸展內收外展，膝關節為屈曲伸展，踝關節為背屈蹠屈旋

全身主要關節骨骼圖

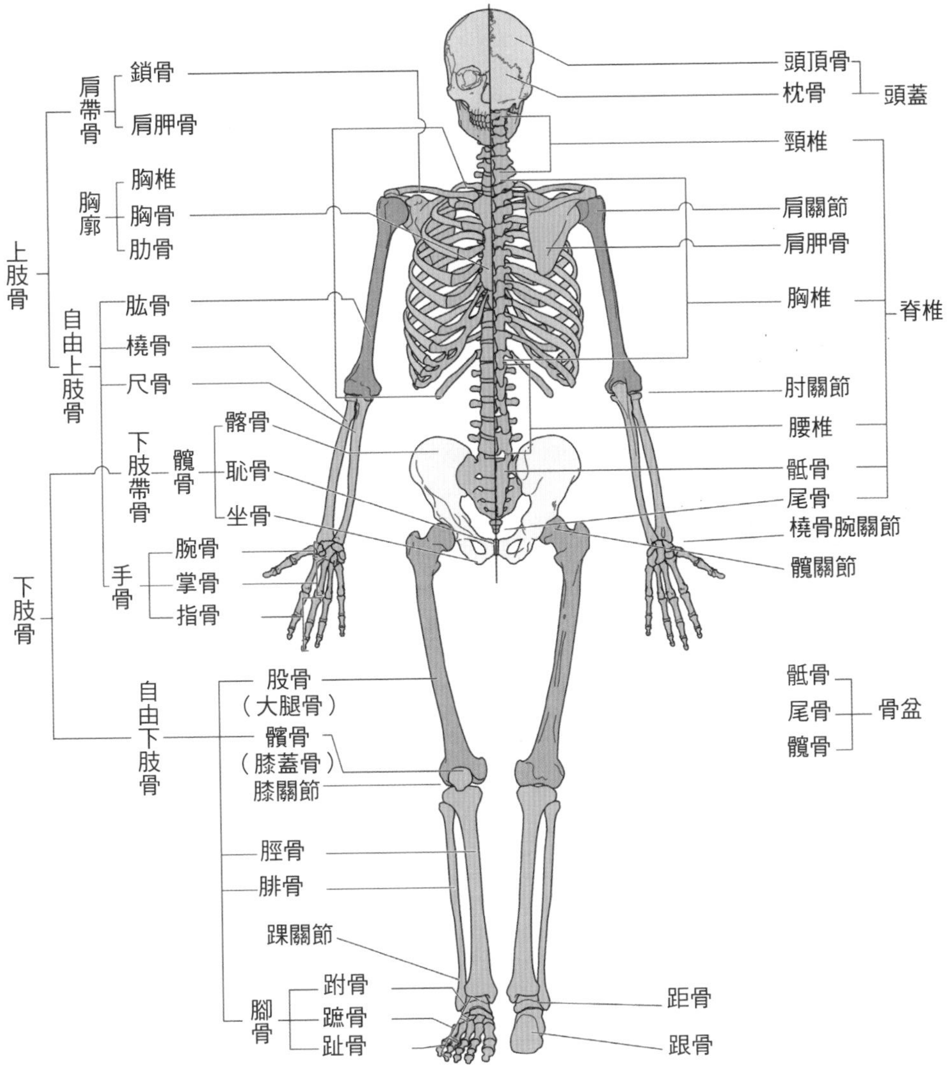

上肢骨
肩帶骨
鎖骨
肩胛骨
胸廓
胸椎
胸骨
肋骨
自由上肢骨
肱骨
橈骨
尺骨
下肢帶骨
髖骨
髂骨
恥骨
坐骨
手骨
腕骨
掌骨
指骨
下肢骨
自由下肢骨
股骨
（大腿骨）
髕骨
（膝蓋骨）
膝關節
脛骨
腓骨
踝關節
腳骨
跗骨
蹠骨
趾骨
頭頂骨
枕骨
頭蓋
頸椎
肩關節
肩胛骨
胸椎
脊椎
肘關節
腰椎
骶骨
尾骨
橈骨腕關節
髖關節
骶骨
尾骨
髖骨
骨盆
距骨
跟骨

前旋後。故保護關節、減低關節退化及磨蝕很重要。

關節的分類

按關節的可動程度，分為不動關節、微動關節及活動關節。人體大部分關節都屬於活動關節。

1. **不動關節：**骨骼間以結締組織相連接，中間並沒有縫隙，例如顱骨之間的連結。

2. **微動關節：**骨骼間以軟骨組織直接連接，例如脊椎骨間的椎間盤，活動範圍很小。

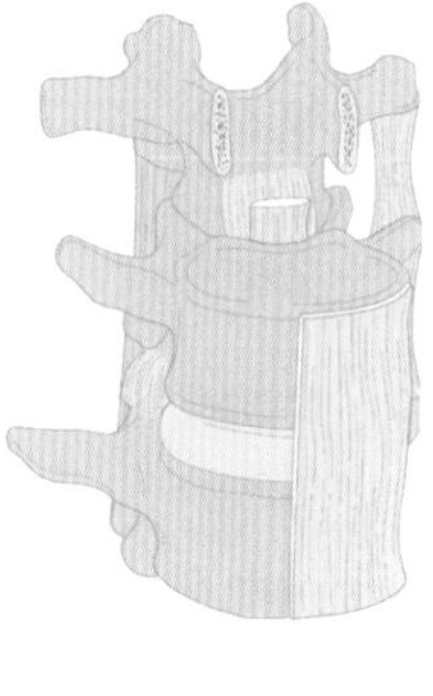

3. **活動關節：**骨骼間的連結組織中有腔隙，不是完全連結的，像是肩關節、膝關節等。

按關節的結構，可分為纖維關節、軟骨關節及滑膜關節。

1. **纖維關節：**沒有關節腔，骨骼間以纖維結締組織相連，其中又可分為——

縫合關節：骨骼間以薄層的纖維組織分隔，例如顱骨骨骼間的連結，屬於不動關節。

韌帶聯合關節：骨骼間有緊密的纖維性結締組織形成一層骨間膜或韌帶，例如脛、腓骨端的連結或尺骨與橈骨之間的連結，屬於微動關節。

釘狀聯合關節：骨頭像圓椎狀釘子嵌在插口上，例如齒根嵌在齒槽，屬於不動關節。

2. **軟骨關節**：也沒有關節腔，骨關節以軟骨相連，亦可分為——

軟骨結合關節：以透明軟骨為連結的材料，例如成長過程長骨末端生長板的軟骨，通常是暫時性的。屬於不動關節。

聯合關節：以寬扁形圓盤的纖維軟骨相連，例如脊椎骨間的椎間盤，屬於微動關節。

3. **滑膜關節**：主要結構有關節面、關節軟骨、關節囊和關節腔。以膝關節為例，關節面上覆蓋著一層關節軟骨，在活動時有助減輕衝擊和吸收震動。無神經也無血管的關節軟骨，營養由滑液和關節囊滑膜層供應。關節囊包裹著關節面，並圍成一個關節腔。關節囊內層為滑膜層，分泌的滑液具潤滑作用，可減少關節面軟骨之間的摩擦。關節囊的外層為纖維層，有些部分局部增厚形成韌帶。這類屬於活動關節。

膝關節為滑膜關節

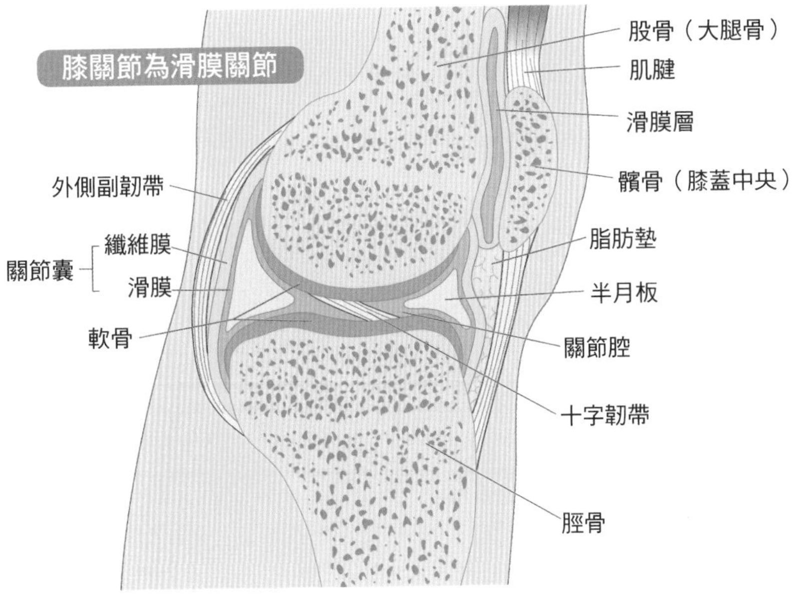

人體關節的活動範圍

不同類型的關節，有其活動範圍限制。主動關節活動度，意指自己施力可以達到的關節活動度，人體主要關節的正常活動範圍是多少呢？

1. 頸椎：可活動的標準方向為前屈、後仰、側彎、旋轉，往前屈往後仰可達角度大約為50度，左右側彎大約為40度，左右旋轉大約是90度。

2. 肩關節：球窩關節肩關節是人體活動範圍最大的關節之一，手臂往前伸最後舉高至頂端的上舉（前屈）動作，正常時最高可達180度，往後伸可達60度。從身側向外平舉手臂，舉高至頂端的外展動作，正常時最高可達180度，平舉手臂往身體內側內收的動作，正常時最高可達75度。

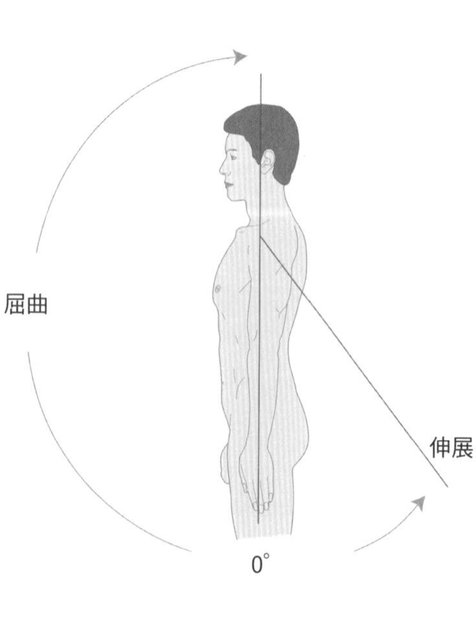

3. 肘關節：鉸鍊關節的肘關節，當手肘呈90度雙手往上舉的外旋動作，以及手肘呈90度雙手往下的內旋動作，可達90度。

4. 腰椎：當站直時，向前彎腰指尖可達腳背，大約是90度，往後伸可達30度。左右側彎大約達30度。左右旋轉測定時，要注意骨盆方向保持往正前方不動，緩緩向左右旋轉，達到30度就算正常。

5. 髖關節：球窩關節的髖關節，當髖關節伸直膝蓋朝上仰臥時，大腿屈曲膝關節，髖關節儘量屈曲，正常可達130—140度，當髖關節伸直俯臥時，伸展可達30度。內屈可達20度，外展達45度。內側旋轉與外側旋轉都可達45度。

6. 膝關節：膝關節活動範圍，屈曲時約120—150度，屈膝時內旋外旋各約為45度

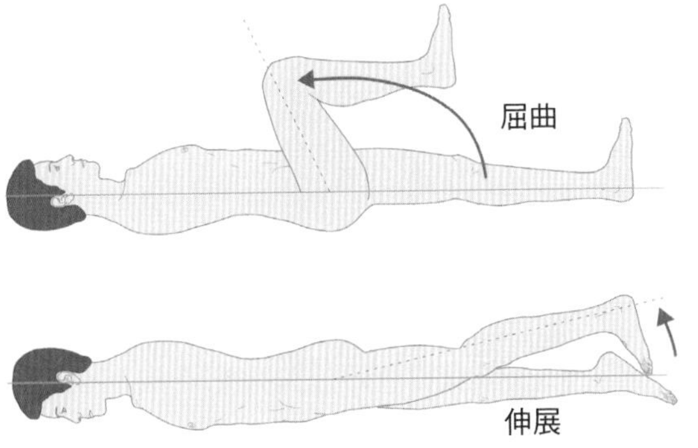

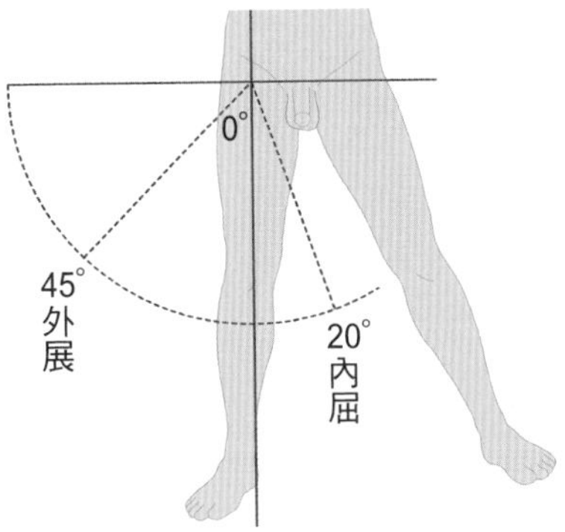

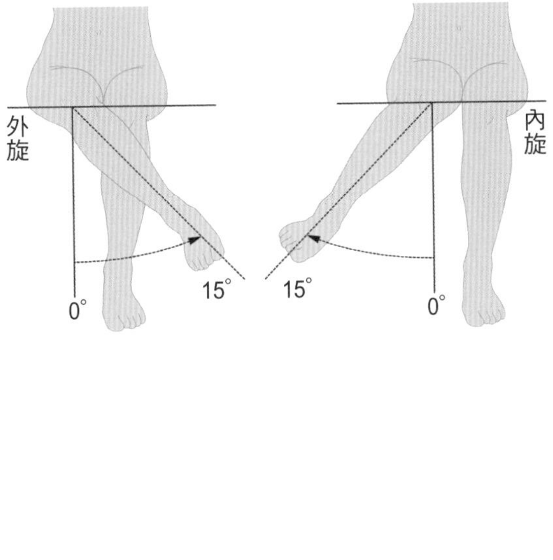

肌肉篇

人體大大小小的肌肉超過600條以上，肌肉主要分為骨骼肌、心肌和平滑肌三種。心肌和平滑肌屬於非隨意肌，心臟收縮或是腸胃道蠕動等不經過意識控制。對運動而言較重要的是負責控制身體基本活動的骨骼肌。骨骼肌通過肌腱附在骨骼的兩端，其屈曲和伸展帶動骨骼的移動，讓人得以活運自如。

骨骼肌可大致分為體幹肌與肢體肌，

體幹肌：包括頭頸、胸肌、腹肌、背肌、骨盆等軀幹部位上的肌群。

肢體肌：分為上肢手臂手掌與下肢腿腳的肌群。

另外，肌肉也分成深層肌群與淺層肌群。深層肌位於深處，不像淺層肌那樣容易被意識到，負責維持姿勢與固定關節位置。深層肌群並不負責執行強而有力的運動或是大動作，而是在肢體的活動過程中保持關節位置的穩定、預防受傷並撐起身體姿勢，例如保護脊椎的深層核心肌群。強化核心肌群，對預防或減輕下背痛等有絕佳助益。

人類的疼痛百分之八十會表現在肌肉上，不管處於活動或靜止狀態，肌肉都受到影響。雖然統稱「痠痛」，其實痠、痛、麻、脹等不同的感覺，通常代表不同的肌肉等軟組織受傷。痠和痛通常和肌肉比較有關，必須先考量肌肉的問題去考量，而麻、抽、脹的感受，則多和神經病變有關，可先從神經壓迫的問題找起。

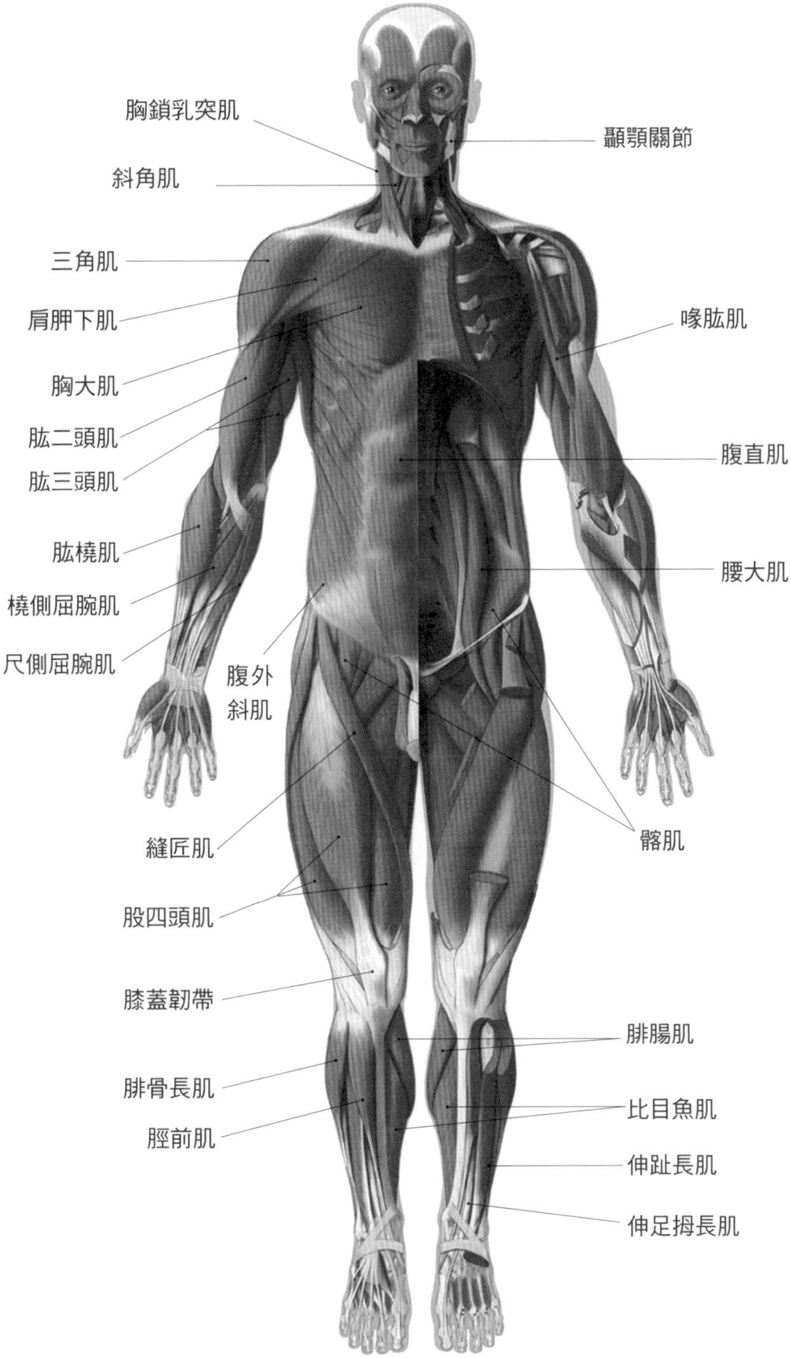
胸鎖乳突肌
顳顎關節
斜角肌
三角肌
肩胛下肌
喙肱肌
胸大肌
肱二頭肌
腹直肌
肱三頭肌
肱橈肌
腰大肌
橈側屈腕肌
尺側屈腕肌
腹外
斜肌
髂肌
縫匠肌
股四頭肌
膝蓋韌帶
腓腸肌
腓骨長肌
比目魚肌
脛前肌
伸趾長肌
伸足拇長肌

人體肌肉圖（正面）

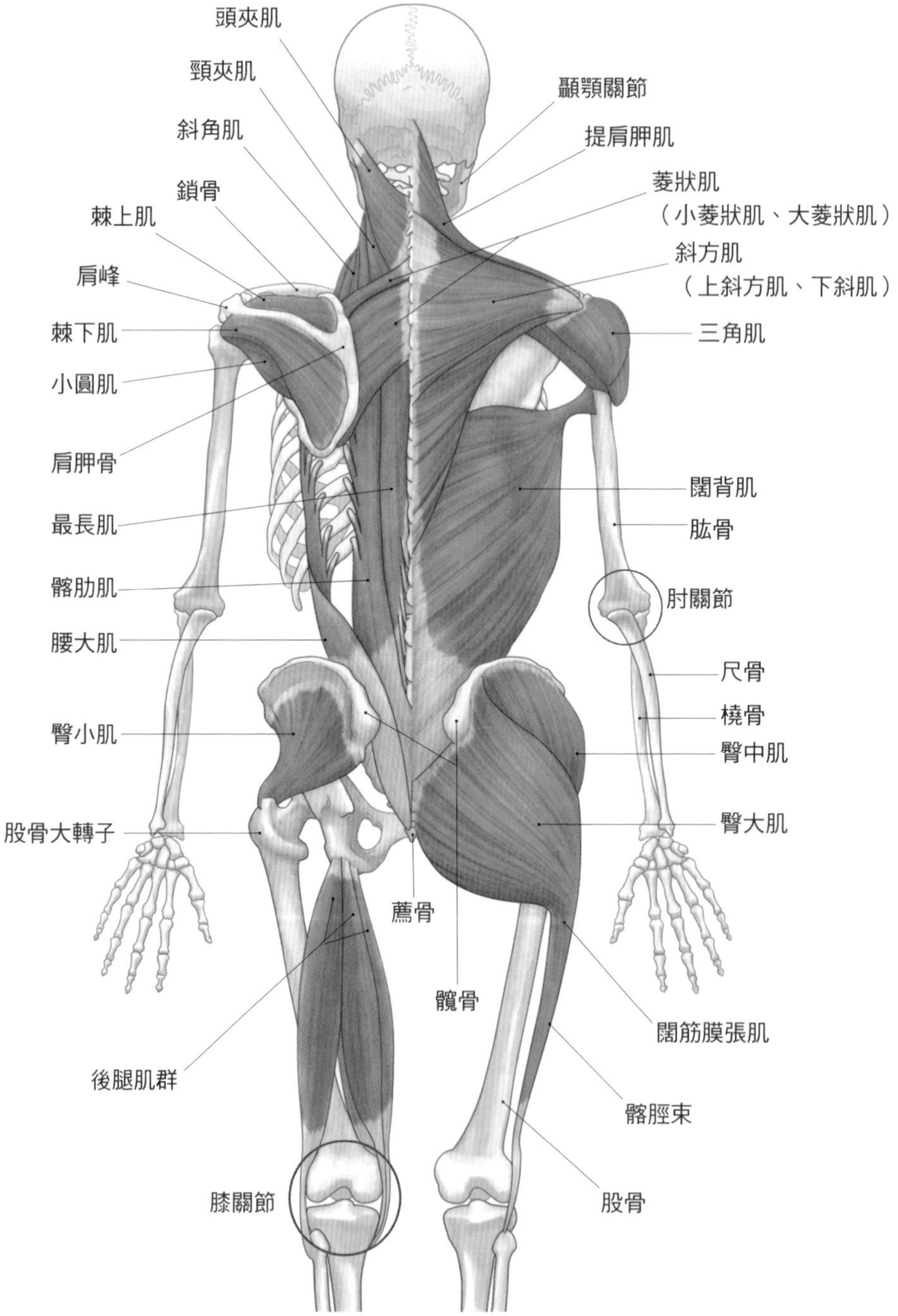
頭夾肌
頸夾肌
斜角肌
鎖骨
棘上肌
肩峰
棘下肌
小圓肌
肩胛骨
最長肌
髂肋肌
腰大肌
臀小肌
股骨大轉子
後腿肌群
膝關節
顳顎關節
提肩胛肌
菱狀肌
（小菱狀肌、大菱狀肌）
斜方肌
（上斜方肌、下斜肌）
三角肌
闊背肌
肱骨
肘關節
尺骨
橈骨
臀中肌
臀大肌
薦骨
髖骨
闊筋膜張肌
髂脛束
股骨

人體肌肉圖（背面）

第一部

排除身體障礙FAQ——生活常見30種急性疼痛

第一章

頭肩頸的常見急性疼痛

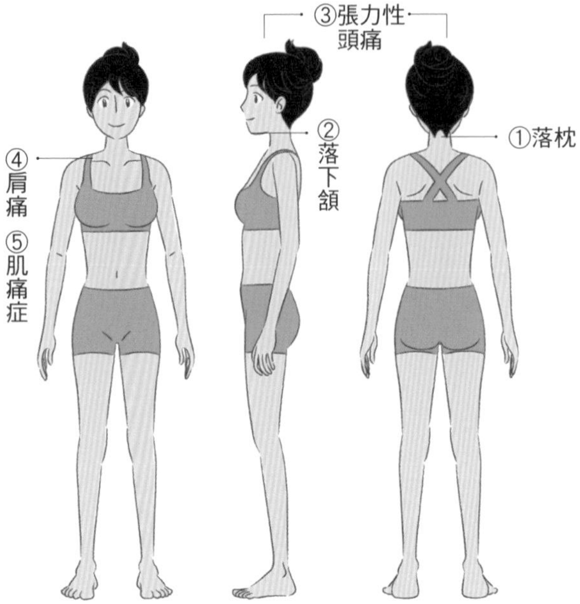

頭肩頸常見急性疼痛 ①落枕

落枕也稱「急性痛性斜頸症」，醫學上稱為急性頸關節周圍炎。患者經常在早上一覺醒來突然發現脖子肩膀嚴重疼痛，無法轉頭、低頭、抬頭，甚至連刷牙洗臉等輕微動作都引發劇烈頸部疼痛。

其實，「落枕」是頸部的肌肉群為防範相關組織進一步傷害，而形成的保護性收縮，發生的原因主要有三種：

1. 睡眠姿勢不正確或一般坐姿、站姿長期不良，致使頸部長期間處於偏轉的姿勢而引起，如使用過高、過低或太硬的枕頭或趴睡等。

2. 睡眠時頸部處於溫差大的環境下，如吹冷氣或是天氣較涼，頸部置於較涼的物體上，引起頸部肌肉收縮痙攣等。

3.因上呼吸道感染或感冒，引起頸部周圍肌肉群輕微的發炎，且處在血液循環較差肌肉僵硬的情形下，維持固定姿勢的時間過長而引起。

急性落枕自救方法與對策

落枕急性期處理的目的為快速鬆解開緊繃的肌肉群、減低疼痛。首先，檢查頸部往哪個方向動最痛，可以由搖頭轉動、側彎貼肩、低頭仰頭、前伸後縮四個方向來檢查。然後以下列動作來緩解疼痛。

動作要領：頭部肌肉出力，頭部不要側偏。

1.右手掌放在右邊頭部太陽穴的位置，像是頭手互推的動作。頭部出力往右邊側彎，右手用力頂住，讓頸部肌肉使力對抗，但頭部不側偏。維持五~十秒鐘。

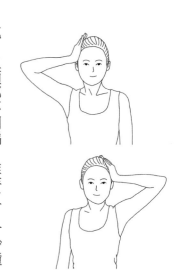

2.換邊，重複相同的動作。每邊每次五~十秒，一日三次。

若是右邊的頸部無法活動，可先側彎至右邊發生疼痛的位置停在此處，再以左手緊靠著左邊太陽穴部位，頭部固定不動情況下，頭部用最大力向左動，同時，眼睛如翻白眼般往左上方直視，深吸氣，以此不動位置撐六~十秒鐘。然後，將頭部與手部的支撐放鬆，緩緩吐氣，眼睛往左下方看後低頭舒緩。然後再試著往右邊轉動至疼痛處停在此處，再重複一次頭不動下

不同年齡族群的落枕原因與注意事項

年齡族群	常見原因	處理與注意
嬰兒	先天性異常 產傷導致頸部胸鎖乳突肌纖維化	超音波檢查纖維化程度，接受復健牽拉按摩治療
兒童	感冒、上呼吸道或中耳感染 病毒感染後引起鼻腔後方喉頭肌肉發炎所致	找出致病原因，對症治療上呼吸道感染
成年人	長期低頭使用手機平板、坐站時頸部姿勢不良（前頭位+圓肩）所引起 先前有頸椎受傷（頸椎揮鞭症）的病史	姿勢矯正、頸部穩定肌群反向強化運動 穿戴頸部護套
老年人	頸椎退化症、骨質疏鬆、駝背引起頭部姿勢向前伸，肌肉支撐耐力下降所致 睡眠時頸部無支撐保護，處於溫差大的環境，如吹冷氣或天氣涼，加上先前頸椎已有發炎情形所造成	姿態矯正、頸椎牽引與治療源頭性疾病 睡覺時使用頸椎枕或頸部保暖

往左用力轉動撐六~十秒鐘，反覆幾次就可減緩疼痛，增加頸部靈活度。

落枕是種保護性收縮，不同年齡與族群的落枕原因不一樣，可參見附表。其中，成年人與老年人的發生原因，跟長期使用不當（姿勢不良）與退化較相關。人類頸椎的棘間韌帶支持力較弱，因此只要是過度使用，例如以頭頸部負重或反覆轉頭、抬頭，或者是長時間低頭滑手機或看書，或開車時不自主將脖子往前伸，以及長時間側頭以同一個方向看電腦螢幕等長期姿勢不良，都很容易引發後頸韌帶所承受的壓力增加。頸部韌帶在長期處於拉長緊張狀態下，日久便會產生局部組織充血、水腫、發炎，造成黏連和退化性病變，更進一步引起頸部脊椎骨的不穩定甚至滑脫。而長期頸椎壓力大的情形下，也容易導致頸部椎間盤的突出而壓迫頸神經根。

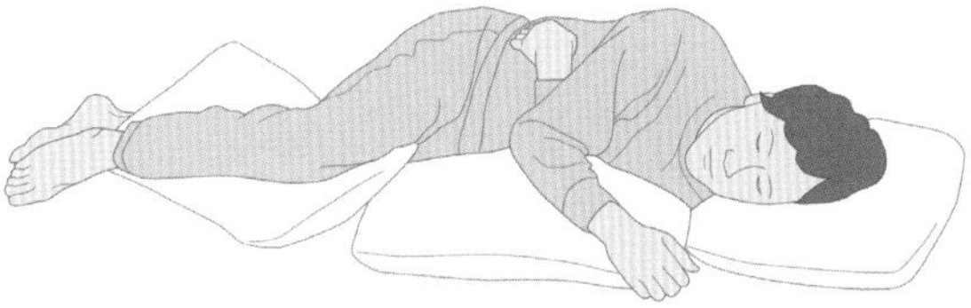

因此，平常要避免姿勢不良，睡眠時也要注意保暖與睡姿，可以減少因為受寒與頸椎退化造成的落枕。另外要規律進行頸部肌群的鍛鍊，不只預防落枕，對肌筋膜疼痛症引發的張力性頭痛（緊張性頭痛）、肩頸痛、上背痛等都有幫助。

頸部肌群強化運動1

雙手放於後腦勺（枕骨），往後用力頂的動作。一天三次，一次五~十分鐘。

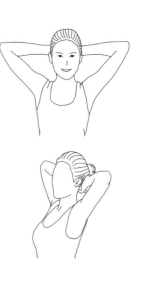

頭部肌群強化運動2

將右手舉過頭，繞過頭部手掌貼在左耳上，然後以右手的力量輕輕牽拉將整個頭往右側偏彎，一天三次，每次持續三～五秒鐘。再換邊進行同樣的動作，一天三次，每次持續三～五秒鐘。

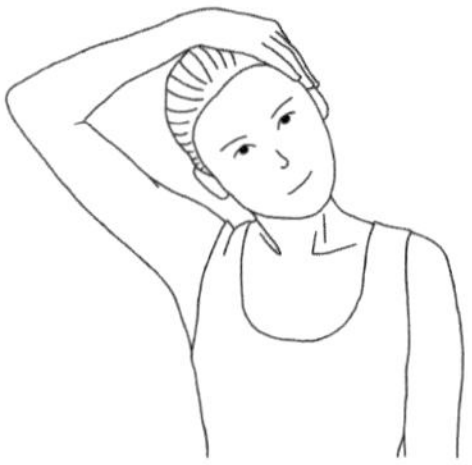

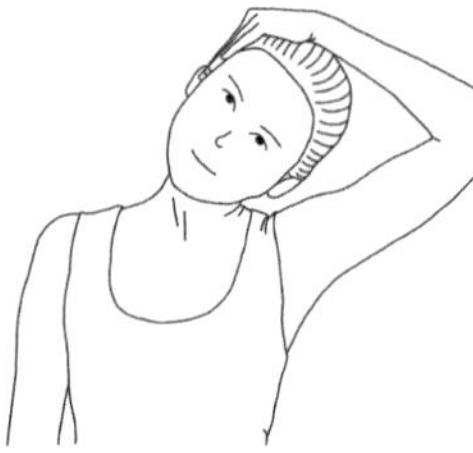

頭肩頸常見急性疼痛 ②落下頷

落下頷，也就是顳顎關節失調症，是復健科疼痛學門的前五大急症之一。記得有次我早上門診還沒開始，院內同事就急忙推著一位老太太進診間，說母親吃早餐時突然嘴巴就卡住動不了，無法說話只能發出聲音。一檢查發現老太太先前有腦中風右側偏癱，因此右側臉部肌肉較無力，加上吃飯時嘴巴張太開就脫位了。老太太有糖尿病、心臟病，所以不適合急診「麻醉後復位」的常規作法。顳顎關節的復位原則就是恰到好處，要速戰速決，抓對方向復位只要三秒鐘。因此我先用針刺放鬆關節下方的嚼肌，大拇指深入壓下臼齒，其他四指修飾方向，往下往內使點巧勁一壓就聽到啵的一聲，然後老太太開始大呼「好痛！」復位後趕緊用三角巾綁住下巴避免再犯，老太太登時變成包頭巾的可愛小紅帽。

通常顳顎關節失調症患者會有嘴巴關閉不順、疼痛，以及張嘴閉嘴時在顳顎關節處會有「喀噠」聲。有些患者則是在早上起來時要張嘴有困難，或者是大笑、打噴嚏、張嘴吃東西時有單側的關節滑脫現象。

顳顎關節失調症通常是多重原因所引起，像是咬合不正，或者長時間單側嚼食口香糖或檳榔等過度或不當使用，由此類累積的微小傷害所造成。另外，兩側咀嚼肌張力不均、蛀牙、外傷，或者年長戴假牙的患者與上案例中的中風偏癱單側無力的患者也有這種問題。

急性落下頷自救方法與對策

發生「落下頷」時可先嘗試自我復位：（以左邊脫位為例）為防止外傷，應戴上手套或包上手帕紗布，先舒緩按摩脫位側的臉頰肌肉，然後將右手大拇指放在脫位側的下臼齒或更深處，然後向下和向後慢慢穩定的推壓，若脫位不大有時就能聽到框的一聲，之後若可對稱咬合張開就是復位成功。若嘗試兩次仍無法復位，則建議儘快就醫以免傷處腫脹。

若嘴巴開合伴隨有麻痛或疼痛感，可能為關節軟骨破裂壓迫神經所致，則不建議自我嘗試復位，須盡速找專科醫師診治。若是容易反覆脫落的須盡速就醫診治。

治療期間應盡量避免過度張嘴，盡可能不要張開超過一指幅寬。例如用餐時食物盡量切成小塊，或改食用粥、布丁、蒸蛋等流質與半固體狀食物。

要打呵欠時可以用舌頭舔上嘴唇的方式，以打斷呵欠反射和減少過度張口。

盡量少只用門牙咀嚼，或一直使用同側的臼齒咀嚼，少吃像是口香糖、檳榔、黑麥麵包、堅果類、魷魚絲等需要多次咀嚼的食物。

另外，要減少擦口紅、咧嘴笑等伸下顎的動作。避免門牙互咬過緊，嘴唇可以緊閉但牙齒不要咬合。用鼻子而非張口呼吸，並試著以微笑方式或按摩放鬆嘴巴旁邊的肌肉。在家中可做咀嚼肌肌力阻抗強化運動、牽拉運動等，以加強顳顎關節附近肌肉的支撐力。

咀嚼肌肌力阻抗強化運動

將鉛筆或原子筆以手帕包覆成約兩公分寬的棒狀物，然後含在嘴巴裡咬，並且做前後嚼動的動作。記得兩側要對稱施力，一天三次，一次二～三分鐘。

牽拉運動

1.以手輕輕抵住下顎前側，然後做出下顎往前頂的動作，一天三次，一次二～三分鐘。

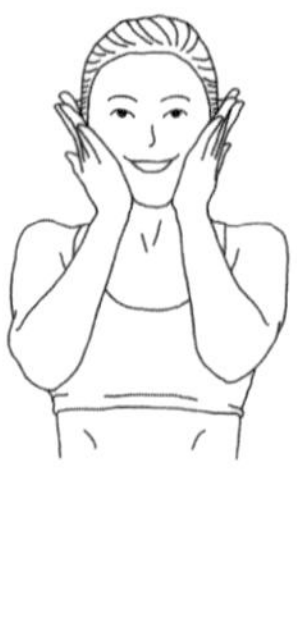

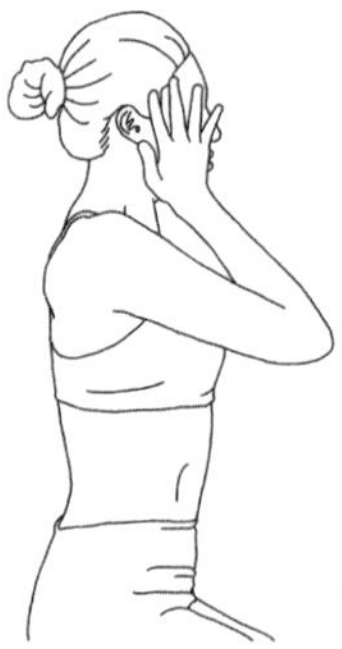

2.以手輕輕抵住下顎下側，然後做下顎往下頂（也就是張嘴）的動作，一次二～三分鐘。

頭肩頸常見急性疼痛
③張力性頭痛

張力性頭痛（緊張型頭痛）常見於女性，疼痛部位包括頭部前方、側面與後面（枕部），感覺有一條帶狀緊繃疼痛或悶痛，也經常會合併頸部疼痛。這類肌肉緊張型疼痛通常沒有發作前兆就突然發生，可能持續幾小時到幾天。疼痛會影響睡眠，導致無法入睡、晚上經常醒來或很早就醒來，最常發生在早上和下午的四至八點，也可能慢性反覆發作。

心理或生理壓力常是張力性頭痛的致病原因。心理壓力可能是工作或社會關係上的情緒負擔、精神問題，生理壓力則是來自長時間姿勢不良（使用不當）。例如長時間開車或工作念書時脖子經常向前伸的前頭位、曾經頸部受傷（頸部在慣性衝擊力下出現快速屈曲和伸展動作造成的頸椎揮鞭症）、頸椎有骨刺或退化性病變等，都可能加重或誘發症狀。

張力性頭痛自救方法與對策

發生張力性頭痛時可以使用一些非類固醇類抗炎藥與肌肉鬆弛劑以改善症狀，預防之道首重生活型態的改變與心理調適，平常注意姿勢改善與自我牽拉，通常也會有助益。必要時可做頭部、頸部、肩膀局部壓痛點的按摩。

自我牽拉的動作可參考落枕單元的兩組頸部肌群強化運動，而許多所謂張力性頭痛、肩頸痛、上背痛，都有可能由肌筋膜疼痛症候群所引起，可以做肌筋膜疼痛症的激痛點自我按摩與伸展運動預防改善。

激痛點自我按摩法

會引發側面（太陽穴附近）頭痛的肌痛症的好發肌肉通常是顳肌、胸鎖乳突肌和上斜方肌，可找個硬式網球或用大拇指指腹處按壓下列位置至有痠脹感六秒鐘：耳朵正上方的條束狀結構（顳肌激痛點），耳朵下沿後方的條束狀結構（胸鎖乳頭肌激痛點），以及肩膀骨突處（峰鎖關節）往內四指幅的肌肉突起處（上斜方肌激痛點）。

肌筋膜強化伸展運動

1.採坐姿，右腿伸直，以左手扶著右邊小腿，以左耳對著右膝緩緩貼近彎下腰，伸展到無法彎下為止，一天三回，每回做三到五次的伸展運動。

2.再反過來，同樣做右耳對左邊膝蓋緩緩貼近彎下腰的伸展運動。一天三回，每回做三到五次。

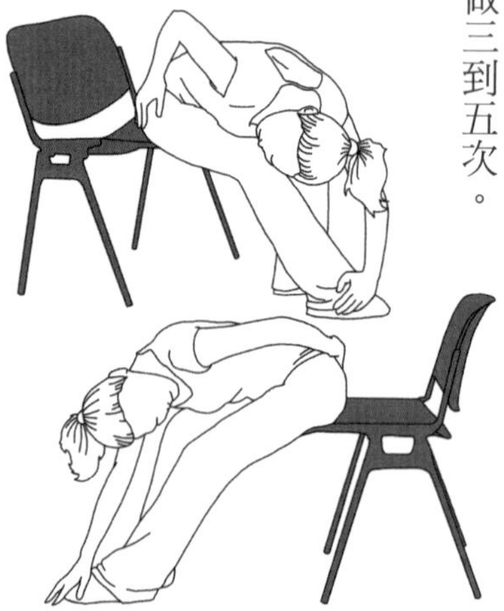

頭肩頸常見急性疼痛

④肩膀痛到舉不起

臨床上常聽到病患抱怨難以伸手到背後，或抬高手臂伸懶腰時會引起急性疼痛和肩部肌肉無力。有如肩膀動到一半，突然被人用力的夾住或狠狠打擊一下，馬上酸軟無力，這種肩盂肱關節夾擊症（又稱肩膀夾擊症、撞擊症候群、夾擠綜合症）可能是最常見的肩部疼痛原因，約占肩部疾病的30%至35%。

如果肌腱長時間遭夾擠損傷修復不夠，可能會導致肩旋轉肌的撕裂。而造成嚴重無力，更使人難以舉起手臂。若夾擊持續下去，可能也會使得前方的二頭肌斷裂。病患就會覺得肩膀緊緊，無法抬高活動很久之後，突然聽到啪的一聲好像關節就稍微放鬆，但卻也舉不起手臂了。

經常進行高舉過肩或抬臂過頭的反覆活動或運動者都是肩膀夾擊症的主要危險因素，例如棒球、網球、游泳、舉重、高爾夫、排球和體操等抬肩運動的選手，或者重複頭頂或抬肩活動的油漆工、堆高貨物與維修工人，都是好發族群。姿態不良（如前頭姿、前圓肩）、盂肱關節不穩定、肩鎖關節疾病等也會導致夾擊。肩膀夾擊症過久，也會導致肩旋轉肌袖肌腱和滑囊的磨損發炎，若置之不理或處理不當，可能會造成旋轉肌腱的撕裂或斷裂。

肩盂肱關節夾擊症自救方法與對策

急性期治療原則為PRICE原則：保護、休息、冰敷、壓迫、抬高，並配合非固醇類抗炎藥NSAID藥物使用。夾擊症的原理就是肩膀盂肱關節不平整擠壓關節內組織，因此可以拿著五百公克重的物品如裝五百cc水的水瓶，身體前傾讓疼痛端手臂自然下垂，然後手拿著水瓶讓手臂伸直下順時針逆時針的轉動，各約二十次即可初步解開夾擊狀況。運動治療對早期的肩盂肱關節夾擊症也有很好療效，可參考下列也適用於旋轉肌肌腱病變的治療強化運動。不過要注意的是，肩盂肱關節夾擊症、肩旋轉肌撕裂與五十肩（沾黏性關節囊炎），治療方法不同，所以診斷要注意。

手指爬牆運動

可先做上述的身體前傾手臂垂下拿著五百公克重物旋轉手臂的動作後，再做復健操的效果會更好。若患側為右肩，面對牆壁，將右手伸直成水平，將手指靠牆，在不痛的範圍內，慢慢沿牆壁爬高。接著，

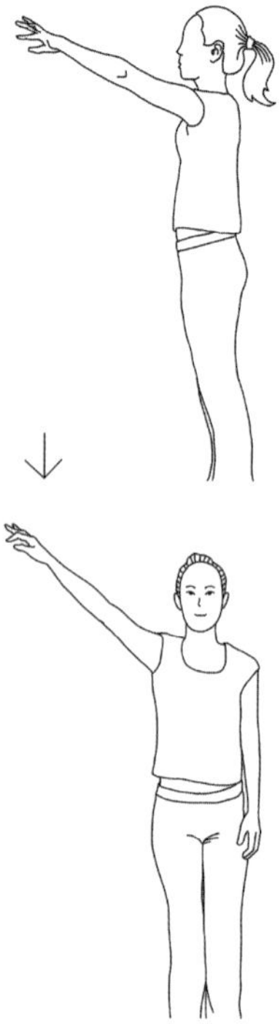

側向牆壁站立，同樣右手外展伸直水平，將手指靠牆做同樣爬高的動作。一天三次，每次重複此操約十～十五分鐘。若患側為左肩則以左手做同樣動作。

毛巾操

使用長毛巾或者彈力帶，繞到背後，如同用毛巾擦背洗澡般上下左右動，可利用健康的一側協助帶動患側的肩膀關節。一天三次，每次重複約十～十五分鐘。

頭肩頸常見急性疼痛 ⑤肩頸肌筋膜疼痛症候群（肌痛症）

自從平板、智慧型手機興起，肩頸肌筋膜疼痛症候群患者可說是連年倍增。患者常在門診中表示脖子痛、肩頸痠痛，還伴

隨著疲勞、睡不好、肌肉僵硬無力、交感神經異常等症狀。找神經科檢查也找不出原因，通常被告知一切正常也沒長骨刺，但患者就是覺得肩頸痠痛不適。

肌筋膜疼痛症通常是長久的不良姿勢造成的（不當使用）。這些低頭族在使用平板或手機時，總是呈現低頭、駝背、脖子前伸，手肘懸空，手臂內轉和手指用力滑手機等不良姿勢，造成肩頸的三角肌、肩胛骨、提肩胛肌、頸部第一、二節頸椎處肌肉及手肘外側伸直肌等肌群痠痛。一走進診間，復健科醫師就發現他們的肩膀一高一低，因為肩膀長時間右邊緊繃而抬高或過度前傾。

另外，在患者的肩頸肌肉常可以摸到帶狀或條狀的硬結「緊束帶」，如果按壓緊束帶，患者會在特定部位感到不同程度的轉位痛，例如按到肩膀會痛到上臂或是前後胸，這些都是典型的肌筋膜疼痛症狀。

前兩年寶可夢抓寶遊戲非常流行，邊走邊看或長時間看手機玩遊戲的人也變多，因此肩頸疼痛滿多人求診，其實在常見的頸提脊肌、上斜方肌（肩頸）的肌筋膜疼痛外，病患抱怨治療「有好但沒斷根」的原因往往在肩膀的棘下肌。每次壓到棘下肌的激痛點（剛好是位於上背的肩胛骨中心）病患常會痛得哇哇叫。有次有位五十多歲的婦女來診，也是抱怨頸肩疼痛和手麻治好但總是不斷根，後來按壓她肩膀中心果然有個很明顯的激痛點，經過乾針治療後病患不但脖子肩膀可以活動自如，更重要的是以前反覆發作的手麻居然也好了！原來這就是肌痛症的特點「轉位／引傳痛」。只要找到正確的激痛點治療，這些肌肉的轉位痛自然就消失了。

肩頸肌筋膜疼痛症自救方法與對策

「反向螺旋伸展」的伸展操（參考43頁夾擊症自救方法）的放鬆與熱敷，可以改善肌筋膜疼痛症的不適。長時間低頭駝背，所以休息時就要向後伸展，可參考落枕對策中示範的頸部肌群強化運動。若無法改善則需要就醫，以免變成難解的慢性疼痛。重點是要維持正常姿勢，避免身體的不當使用。

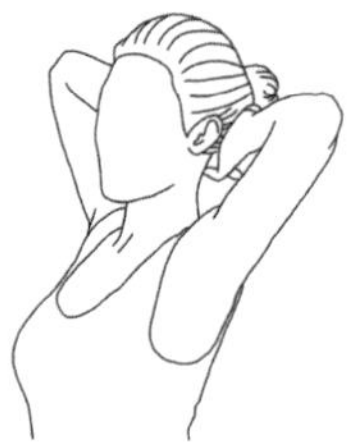

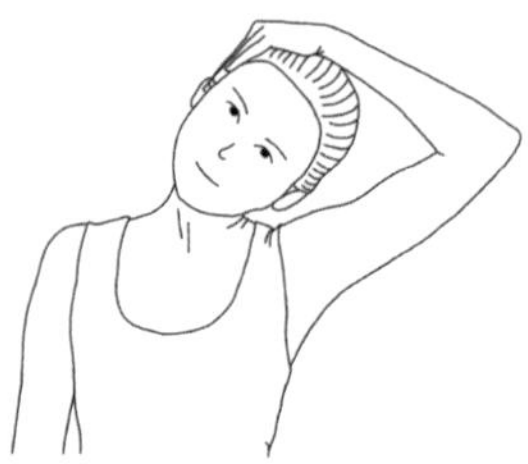

第二章 胸上背部的常見急性疼痛

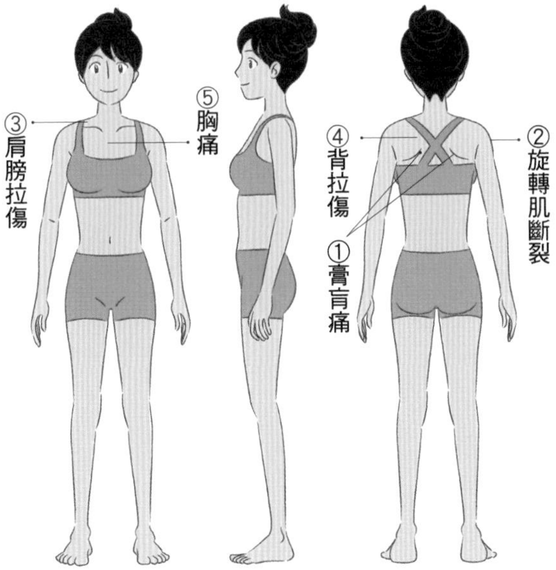

胸上背部的常見急性疼痛

①膏肓痛

在距今約兩千七百年的《左傳・成公十年》的〈秦醫緩和〉篇中，記載著「疾不可為也，在肓之上，膏之下，攻之不可，達之不及，藥不至焉，不可為也。」首次提出「病入膏肓」這個概念，表示疾病到了這個地方就無法醫治了。而「膏肓」究竟在哪裡？根據中醫學的觀念，心尖的脂肪為膏，心和膈膜之間為肓。而在西醫學的觀念，就是在背部兩邊肩胛骨之間的部位，也就是台語所謂飯匙骨內側的區域。以往傳統醫學認為這個地方的疾病或疼痛無法醫治，而也有相當多的病患常為此處的疼痛所苦而求醫無門。

其實在復健科門診中，常見到不少病患告訴醫師兩肩胛間出現莫名的疼痛，有時還會伴隨半側頸部及同側手臂的放射疼痛。而在做雙臂在胸前交叉的運動，亦即將雙手搭在對側肩上且拉開肩胛骨時，常常也可發現明顯的局部壓痛點。這種肩胛骨間的疼痛，西醫稱為「肩胛肋骨症狀群」。

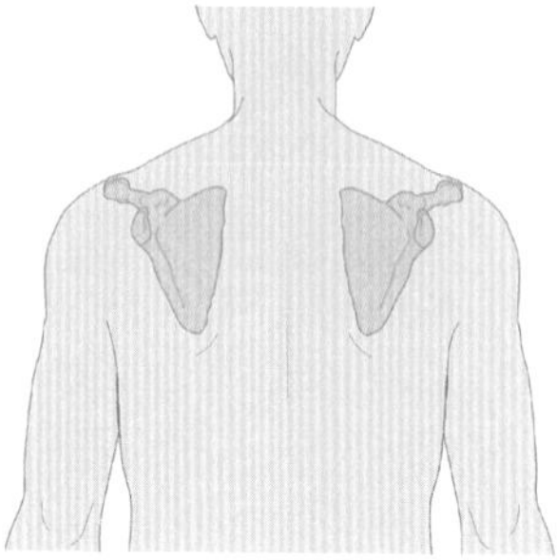

膏肓（胛心）位置

在復健醫學中，肩胛肋骨症候群發生的原因，主要有下列幾項：

1.胸頸椎骨骼的問題：例如頸椎退化症或椎間盤突出症，以及脊柱側彎及脊柱炎等引起的頸部或胸部神經根壓迫症，或者是硬脊膜受刺激所引起的疼痛。

2.局部肌肉的拉扭傷：如背部菱狀肌、脊下肌與下後鋸肌的拉扭傷等，或是遠處某些特定肌肉群的肌筋膜疼痛症候群所引起的轉位痛，如頸部前斜角肌或斜方肌等。

3.軟組織的疾患：例如胸椎附近肌腱的急慢性發炎或拉傷，或肩胛肋骨間的滑囊受刺激發炎，以及脊椎間韌帶發炎等。

4.神經炎的前兆或後遺症：最常見的就是帶狀疱疹傷害到胸椎神經根所引起的神經痛，或者背肩胛神經受到頸椎孔狹窄、第一肋骨突起壓迫或肌肉拉夾擊所引起。

5.其他內臟器官疾患：例如心肌梗塞、心包膜炎、肋膜炎、肺炎、肺癌或膽囊炎等也會經由膏肓痛的方式來表現。

在臨床上，對於膏肓痛的診斷，通常需要靠專科醫師詳細的病史詢問與身體理學檢查，並且用適當的檢查儀器，如X光片、軟組織超音波以及肌電檢查等，來找出真正的病因。除了正確的診斷之外，病患也必須遵從醫囑，使用適當的肌肉舒緩劑、神經保護劑以及消炎劑，以改善發炎情形，另外還須配合特定的背部、頸部的姿態訓練和伸展柔軟運動；加上接受一些特殊的物理治療方式，如遠紅外線、向量干擾波、雷射和關節調整術、頸椎牽引等，一般都有相當不錯的療效。總之，膏肓痛的處理，首重精確的診斷，找出確實的病灶。並在診斷正確的基礎上，給予病患適當的治療。「病入膏肓」是可以治療的，只是要找對醫師，並找到正確的病因。

膏肓痛的自救方法與對策

應急自救法：立正站直貼牆，將頭枕部（後腦勺）、肩胛骨、腰、足跟等四處貼牆站立，然後將手背轉到貼牆，然後兩臂伸直從兩側抬高，逐漸讓兩臂在頭頂交會。

進階版：以同樣頭枕部、肩胛骨、腰、足跟等四處貼牆站立，然後將手掌心轉至朝天，然後從兩側逐漸抬高，到頭頂交會。

胸上背部的常見急性疼痛 ②旋轉肌撕裂傷③肩膀拉傷

肩關節是人體中最淺的關節，關節間既

能單獨也能協同活動，因此能做多軸向運動。共由四個關節所組成，包括了肩盂肱關節、肩鎖關節、胸鎖關節和肩胛與胸壁形成的假關節。外面由旋轉肌群所包覆，旋轉肌群就是一群源自肩胛骨，以厚肌腱連接肱骨的肌肉群，包括了棘上肌、棘下肌、小圓肌、肩胛下肌。

肩旋轉肌袖是指肩關節外有一層覆蓋在上如袖口般的膜狀結構，故稱為旋轉肌袖。因為老化、受傷發炎、運動傷害、不當使用（例如負重出力、重複動作、舉手過肩）造成肩旋轉肌袖及其間固定的韌帶、肌腱發生病變，進而造成撕裂導致疼痛、活動度受限的現象。

而肩旋轉肌袖的穩定主要來自旋轉肌群，如果旋轉肌群受傷或撕裂，肩關節穩定度就會受影響，而產生不同程度的疼痛

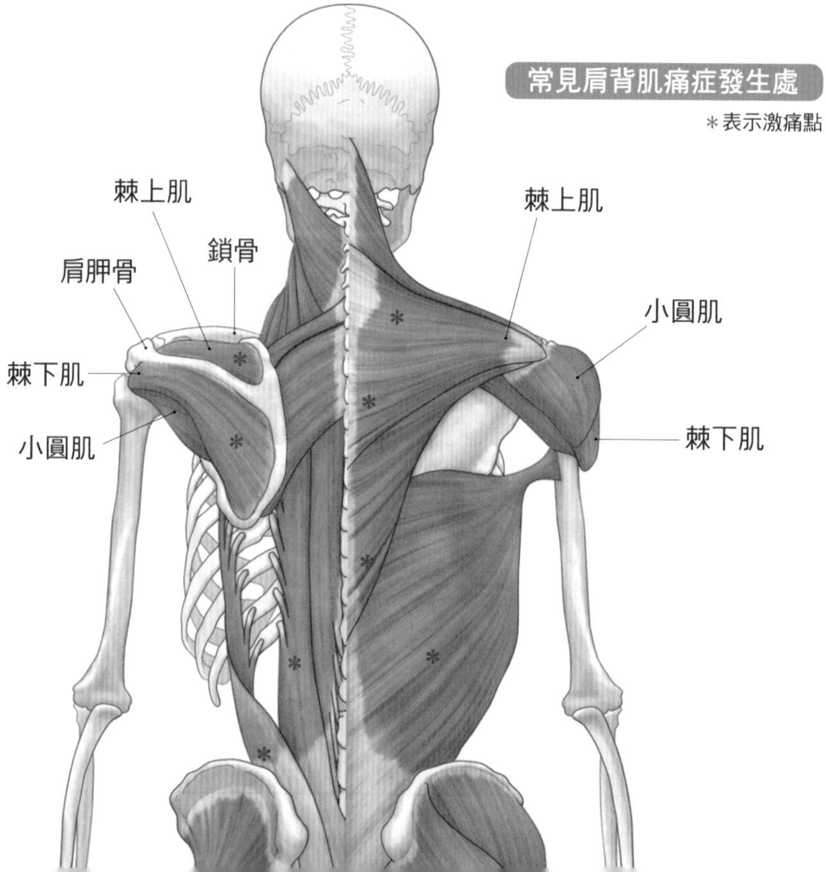

及無力感。而之後受損處的纖維化則會造成沾黏引起肩關節活動度受限，旋轉肌群外的滑囊發炎也有類似的疼痛。肩關節夾擊症、旋轉肌撕裂傷是最常見引起肩膀疼痛與失能的疾患。肩夾擊症（又稱肩盂肱關節夾擊症、夾擠症、撞擊綜合症，參考42頁）、旋轉肌撕裂傷、肩膀拉傷是肩膀最常見的三種痛症。

這類疼痛以老年患者居多，或者是肩部曾受外傷如撞擊與強力拉扯，例如投擲類揮拍類的運動選手。另外，過度注射類固醇類藥物，可能會導致旋轉肌袖的纖維化，而更容易撕裂傷，過度的推拿按摩則可能造成局部旋轉肌袖的傷害。

肩夾擊症的患者，常常抬手不到肩膀的高度就會突然痠軟無力疼痛，好像卡到什麼東西，同時在肩膀外側與外側袖子處（三角肌）會有一片莫名的痠痛處。旋轉肌袖撕裂傷的病患，常無法將手彎曲至背後，穿內衣或抓癢等動作很難做到，或手臂活動到某個角度便會疼痛，這稱為「疼痛弧」，或手抬到一定高度時便痠軟無力而垂下，需要用另外一手支撐。在肩膀外側或前後側有明顯的壓痛點。在這類患者身上可見到受影響而肩膀明顯往前聳的姿勢。

旋轉肌袖撕裂傷自救方法與對策

可先進行夾擊症自救法：身體前傾讓疼痛端手臂自然下垂，拿著個五百公克重的物品（例如裝五百 cc水的水瓶），然後手臂伸直狀況下順時針逆時針的轉動約各約二十次，即可初步放鬆，紓緩症狀。

可以進行的復健運動，跟肩盂肱關節夾

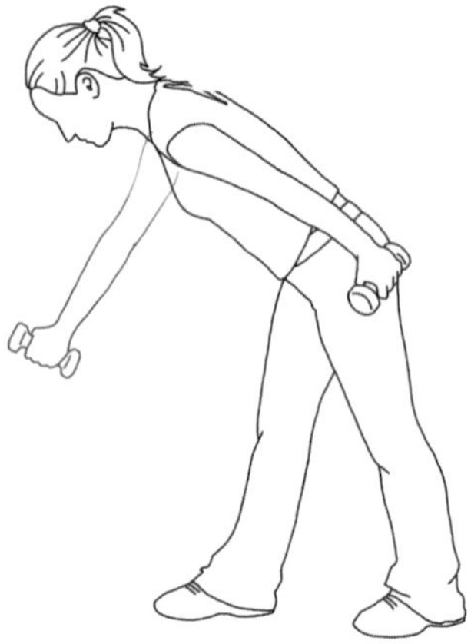

擊症治療動作一樣，建議在進行上述的順時針逆時針的轉動放鬆動作後，接著做手指爬牆運動、毛巾操，然後再可以負荷的情況下，開始做三組強化運動。

治療運動

1. 手指爬牆運動

若患側為右肩，面對牆壁，將右手伸直成水平，將手指靠牆，在不痛的範圍內，慢慢沿牆壁爬高。接著，側向牆壁站立，同樣右手外展伸直水平，將手指靠牆做同樣爬高的動作。一天三次，每次重複此操約十~十五分鐘。若患側為左肩則以左手做同樣動作。

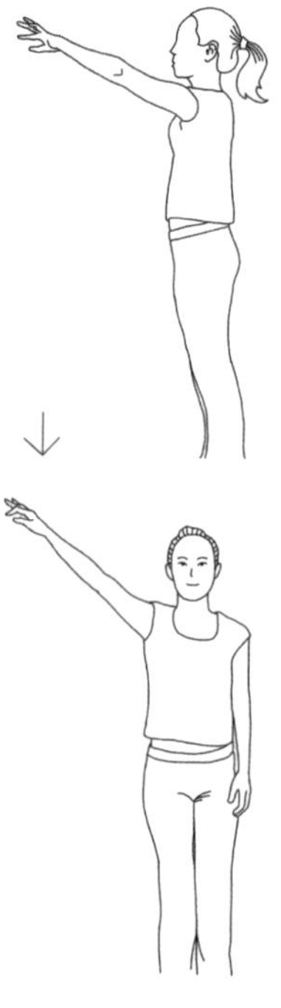

2. 毛巾操

使用長毛巾或者彈力帶，如圖示方式繞到背後。如同用毛巾擦背洗澡般上下左右動，可利用健康的一側協助帶動患側的肩

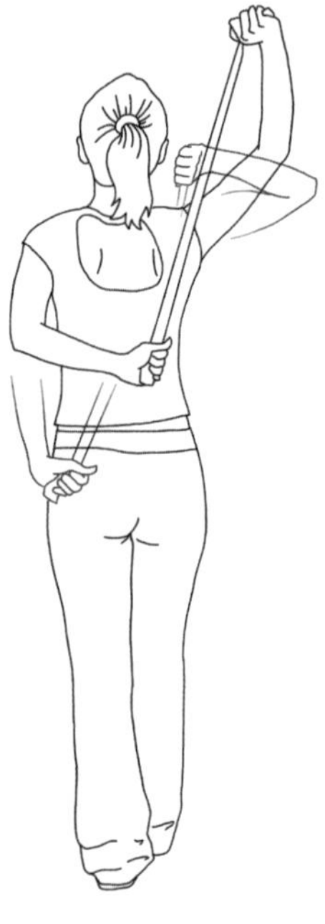

膀關節。一天三次，每次重複約十～十五分鐘。

強化運動

1.下側肩旋轉肌群強化操：若患側為左肩，將左臂舉起將手掌盡量放至右肩胛骨處，然後以右手上舉壓按左手肘往下。一天三次，每次十～十五分鐘。若患側為右肩則反過來做同樣動作。

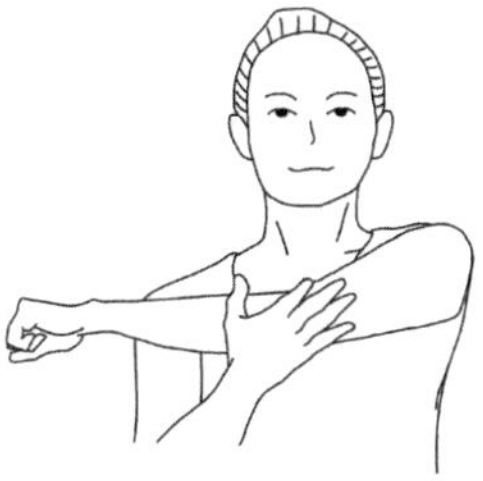

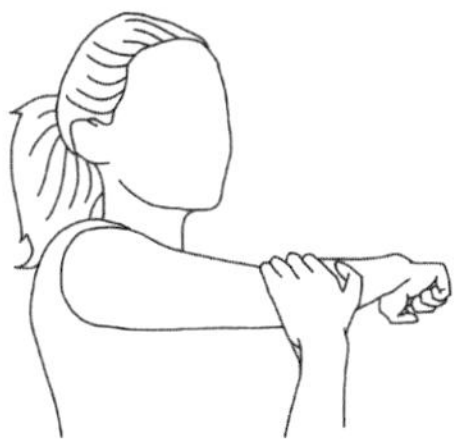

2.後側肩旋轉肌牽拉：若患側為右肩，將右臂彎至前胸，以左手扶撐住右手肘，將右手肘往左胸方向壓。一天三次，每次十～十五分鐘。若患側為左肩則反過來做同樣動作。

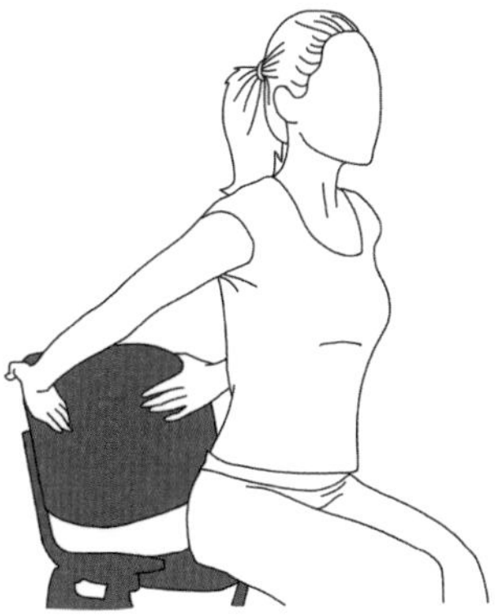

3 前側肩旋轉肌牽拉：將雙臂平舉向後，雙手抓住長毛巾或彈力帶，或抵住椅背，往後盡量伸展，一天三次，每次十～十五分鐘。

肩膀拉傷的自救方法與對策

1.若左肩拉傷，可將左手抬高，手掌貼住左邊頭部，然後以手肘往鼻子前方向轉動，然後再向後轉動，如此前後各重複六次。

2.膝蓋跪在墊子上，兩膝寬於臀寬，雙腳併攏。盡可能坐在腳後跟上，然後手臂往前伸直，身體向前彎曲，將肚子貼到大腿上，彎到額頭貼到地板上，此時可放鬆並伸拉背肌，並輕輕將胸部和肩膀盡量壓向地面，以加深拉伸力。如此保持至少三十秒，重複六次。

胸上背部的常見急性疼痛

④背拉傷

腰背部的穩定度由骨骼（脊椎、肋骨）軟骨（椎間盤、骨膜）、肌肉、肌腱和韌帶等共同維持，同時提供對人體上半軀體的支撐度和對下肢的穩定平衡度。當腰背出現病變時，將會透過動力鍊連鎖性地擴散。

腰背痛極為複雜，容易慢性化，尤其肌肉很容易受到影響。除了同側因傷病造成疼痛外，對側的肌肉也容易因支撐與穩定不對稱而造成疼痛，就像是汽車一邊輪胎沒氣後，另一邊的輪胎也容易磨損，車子行進方向容易偏掉。因此正確治療肌肉疼痛與其造成的不平衡，對腰背痛的減輕才有幫助。

進行自我調整前可先確認下列幾點，若合併有這些症狀，可能代表很有可能不只是肌肉疼痛的問題，建議要先尋求專科醫師的診斷與治療。

1.腿腳部有無麻木、刺痛、腫脹現象。

2.腿腳部可否正常使力。

3.走路步行有沒有出現異常障礙，例如

偏斜、走一走需要休息、走久了會軟腳等。

4.腰背痛發作時，有沒有排尿、排便異常（如來不及上或便秘）等現象。

5.合併有大腳趾無力上翹，或肛門附近感覺異常（如麻木癢刺等）。

局部肌肉的拉扭傷：如背部菱狀肌、脊下肌與下後鋸肌的拉扭傷等，或是遠處某些特定肌肉群的肌筋膜疼痛症候群所引起的轉位痛，如頸部前斜角肌或斜方肌等。

若確認沒有上述症狀之後，可以開始嘗試做腰背部活動相關的肌肉動作，找出是哪一條肌肉發生問題。往前鞠躬（屈曲）、往後仰（伸展）、左右側彎和左右旋轉等六個方向的動作。由於每項運動相關聯的肌肉都不同，因此請務必參考圖解，仔細檢查做哪個動作會出現疼痛，也可以試著自我推拿有問題的肌肉。

背拉傷的自救方法與對策

可採取膏肓痛的自救法。

應急自救法：立正站直貼牆，將頭枕部（後腦勺）、肩胛骨、腰、足跟等四處貼牆站立，然後將手背轉到貼牆，然後兩臂伸直從兩側抬高，逐漸讓兩臂在頭頂交會。

進階版：貼著牆壁站，然後雙臂貼牆平舉手肘彎曲九十度，如同投降手勢。然後

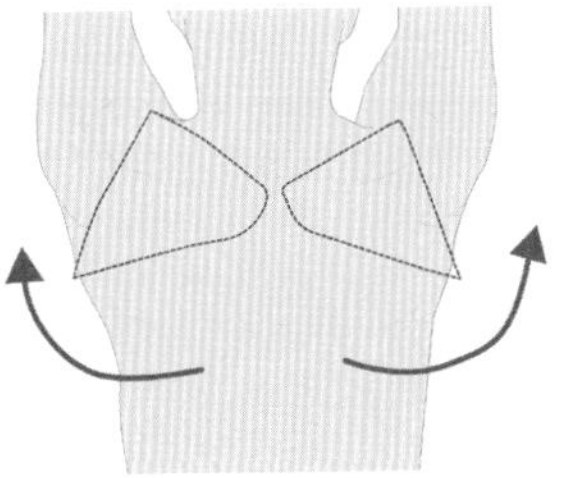

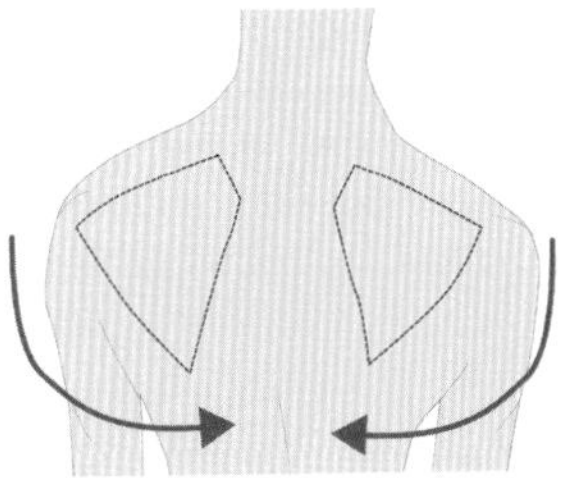

用兩側肩膀關節用力往背中間擠壓，如此擠壓六次後休息，重複三回。

胸上背部的常見急性疼痛

⑤胸痛

在復健科疼痛門診中有不少抱怨胸背疼痛的病患。有類患者在肩膀做內收動作，甚至深呼吸聳肩膀時，會有前胸部的疼痛感，另外早上起床時做翻身或伸懶腰的動作，也會牽扯到胸鎖骨關節而引起疼痛感，咳嗽打噴嚏也會加重疼痛，常誤以為是否患上心臟病。

這是胸鎖骨疼痛症候群。指的是前胸部肋骨與胸骨交接的排狀突起處的胸鎖骨關節，可能在急性拉扯傷（如常做手臂高舉過肩發球動作等運動，或跌倒直接撞擊前胸部）或反覆性傷害（如健身時做過度擴胸運動，或者過度壓按、摩擦等）狀況下產生。胸鎖骨關節由於外傷或反覆性傷害造成局部關節及軟骨發炎性反應，而引起胸部疼痛。好發於三十至五十歲的族群。此症的診斷，有賴專科醫師的詳細理學檢查，以及胸部的X光片與軟組織超音波以找出發炎的病灶，對於懷疑有心臟病的患者，則可接受心電圖檢查，以排除可能性。

急性胸痛是不該忽視的症狀。如果是內臟器官所引起的臟器痛，在胸廓中最重要的器官就是心臟和肺臟。心臟疾病如急性心肌梗塞會有典型的疼痛症狀，例如前胸痛會傳到後背、左側下巴與左邊肩膀。但要排除此類疾病通常不容易，因為經常合併其他疾病（如糖尿病），使得疼痛位置和類型變得不典型不確定，或者病患有服用藥物（抗炎止痛藥或血壓藥）使得症狀變模糊或短暫。心絞痛、慢性冠狀動脈供血不足都是心肌引起胸痛的常見原因，必須尋求心臟科、胸腔科協助或者住院檢查。

胸痛的自救方法與對策

採坐姿，兩手環抱胸部姿勢，右掌貼至左肩後緣，左掌貼至右肩後緣，然後雙腿併攏，左右轉動上半身約三十度，可緩解胸痛不適。

平常就要避免胸部過度內收與外展的動作，像是擴胸運動或游泳的蝶式都要注意，復健運動可以做胸大肌的強化運動以及肋間肌的伸展運動。

1. 牆角牽拉運動

在牆角將兩手臂抬至水平的高度，兩前臂固定在牆角，然後身體往前，配合呼吸，直到覺得舒暢為止。此動作可以牽拉到胸大肌以及胸鎖骨關節。

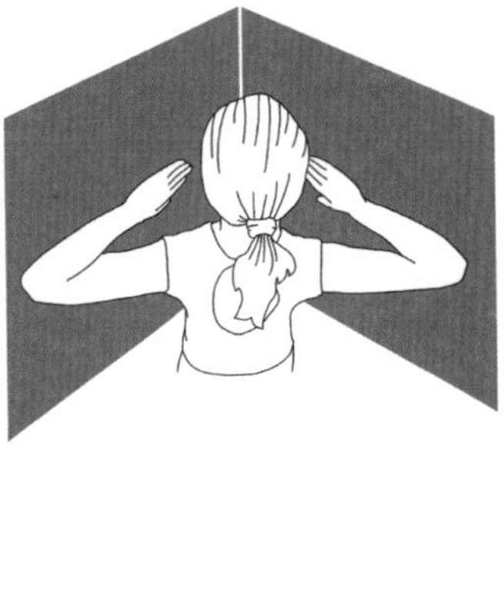

2. 茶壺操

若患側為右邊，則身體向左側彎。若患側為左邊，反過來做相同動作。

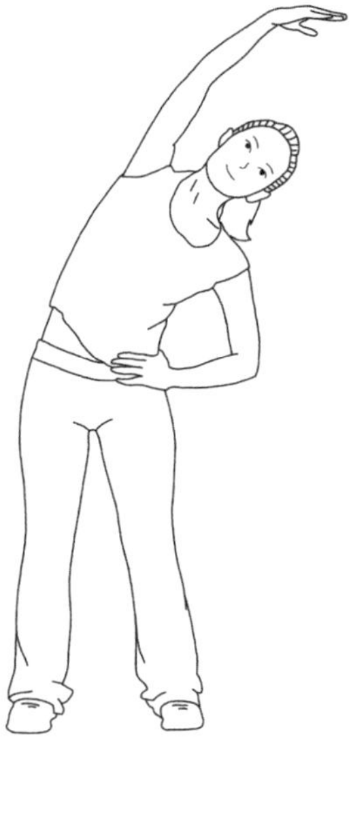

第三章

腰髖臀的常見急性疼痛

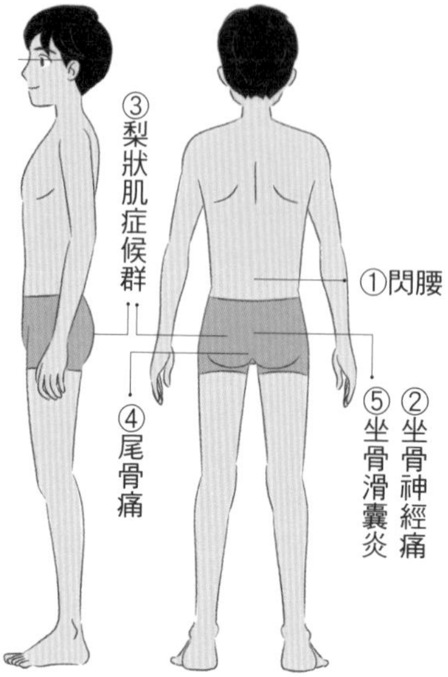

髖關節為人體中最大的承重關節，在行走單腳著地時，髖關節承受的重量往往是體重的兩倍以上。常由於長時間的髖關節負重運動，或者受傷、外力撞擊等原因，造成關節面軟骨層的磨損或破裂，久而引起退化性變化。在肥胖者、酗酒以及負重工作者身上常看到。

髖關節退化的疼痛，最常見的就是腹股溝（台語稱為「該邊」）以及大腿根部的疼痛。疼痛往往難以定位，也有人會傳動到臀部。患者在行走、站立、上下樓梯、爬坡等情形下，會更引起疼痛，而產生一跛一跛的、不自主的將腰側向不疼痛的那一邊，形成明顯的左右搖擺步態。

由於髖關節退化的疼痛，加上發炎使得附近的韌帶、肌腱與肌肉緊繃，延展性變差，造成關節內壓力變大、局部循環惡化增加髖關節負擔，形成惡性循環，因此「減重」、加上適當的「關節活動」和「非承重下的肌力強化運動」是減緩髖關節退化與疼痛的重點。

腰髖臀的常見急性疼痛 ①閃腰

「累了一天躺在床上要睡覺時，一翻身背部肌肉就緊繃抽筋，痛到不能動。」

「從地上搬起重物時，突然閃到腰痛得要命。」

「假日和朋友去打籃球，上籃時扭到之後就無法動彈。」

幾乎每個人都發生過的急性下背疼痛，閃腰。發作時背部肌肉痙攣，一活動就會疼痛，只有休息或躺下才會好些。閃到腰最常見原因有：背部肌肉韌帶急性扭拉

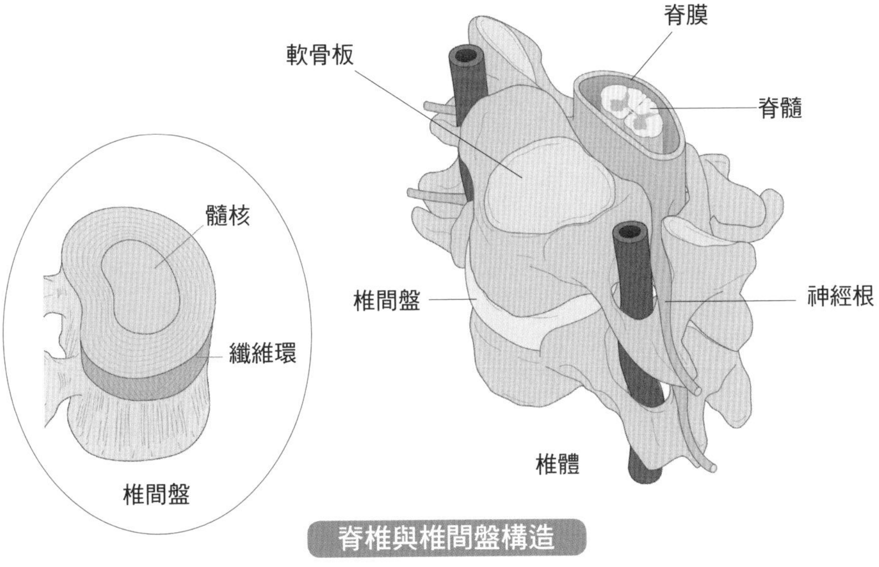

脊椎與椎間盤構造

傷、椎間盤微小撕裂傷、小面關節扭傷、腰椎退化症等。不僅症狀各異，治療方式也不同。

肌肉韌帶急性扭拉傷類型的閃腰，通常是背肌的保護性收縮，以避免深層組織受到進一步傷害。椎間盤微小撕裂傷類型的閃腰跟脊椎神經有關，椎間盤連接兩節脊椎，有吸收震盪的功能，如果超過負荷或過度使用時可能在周邊的纖維環產生微小撕裂，刺激附近脊椎神經，引發急性背痛。

椎間盤突出、坐骨神經痛等腰椎退化症大多以偶爾出現的腰部痠痛開始，然後患者便會常有「閃到腰」的感覺，接著腰部在負重或勞累後突然會繃緊疼痛無法活動，隨著疾病的加劇，在負重或長時期的站立後，由於腰椎退化無法提供足夠的支持力，使得腰部附近的豎脊肌和腰方肌等肌群產生過度使用現象，就會有「剛躺下時便感覺腰痠到快斷掉」或者是「腰痠到要用手撐著才行」等現象。若在腰椎有痠麻疼痛感會傳到腿部甚至腳掌，在彎腰或久站久坐之後更形嚴重，則為腰椎神經根病變的特徵，應積極找專科醫師檢查治療。

小面關節扭傷也會造成單側的背痛，特色是伸展同時扭轉背部會引發症狀，而較少有神經痛感覺傳動至腿腳部。

肌肉韌帶扭拉傷的閃腰自救方法與對策

肌肉韌帶急性扭拉傷類型的閃腰，首先必須間接迂迴解開緊繃肌肉，如同解開纏繞捲曲的橡皮筋，不能硬拉硬扯或盲目推按。一旦受傷，可以冰敷或涼敷背部以減輕腫脹和疼痛，每二～四小時做一次，每次二十～三十分鐘，如此進行二～三天，之後再用溫熱敷。可做膝胸運動解開緊繃肌肉，另外靠牆深蹲的姿勢也有助恢復。

膝胸運動

平躺著地，兩腳尖指向天空。慢慢彎曲右膝蓋，將腿拉近胸部。將手臂抱在大腿或膝蓋周圍，然後將其拉向胸部。保持該姿勢十秒鐘後放下，換另一邊腿重複此動作。兩邊各進行三～五次。也可採取環抱雙腿的方式進行，同樣保持該姿勢十秒鐘後放下，進行三～五次。

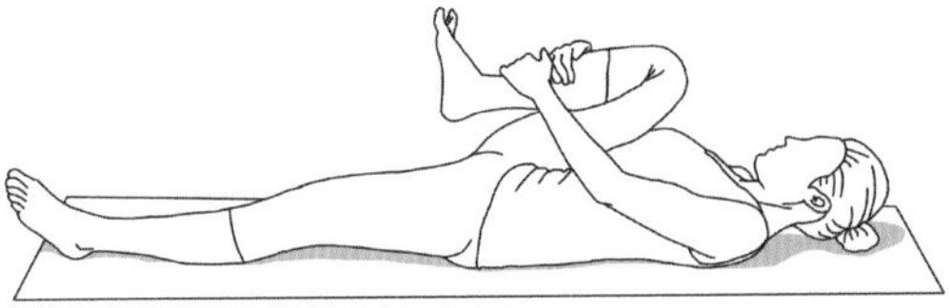

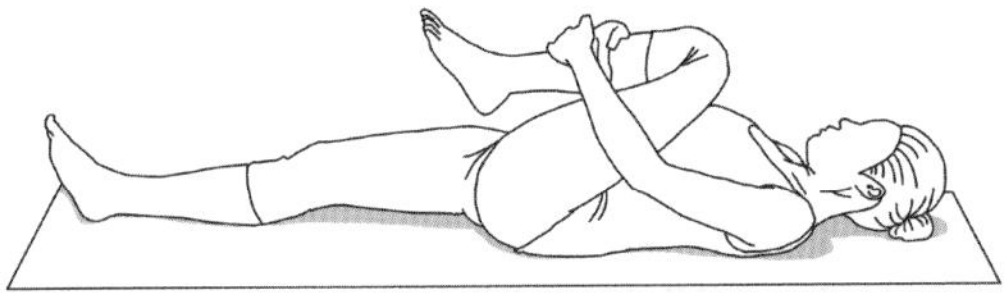

靠牆深蹲

靠牆站立，慢慢將自己降低到坐姿。保持此狀態三十秒鐘或盡可能長的時間，然後重複三～五次。

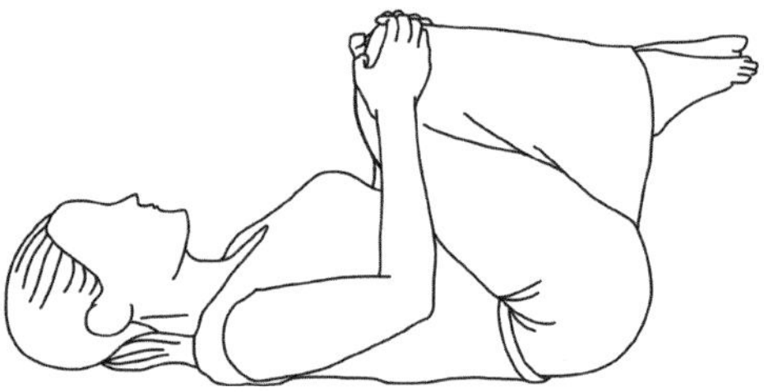

腰髖臀的常見急性疼痛

②坐骨神經痛

腰臀痛症種類多，其中坐骨神經痛可能是最常聽聞但也最被誤解的一種疼痛。坐骨神經痛是一種根性痛，疼痛會傳動，順著坐骨神經走向傳導而下，通常從腰椎經由臀部沿大腿後側而下。這種腰臀疼痛在身體做動作時疼痛麻痺感會加劇，無法向前彎腰，會痛到步行困難、坐立難安，甚至麻痛感會傳動到小腿、足部，或出現腿足無力現象。

坐骨神經痛原因為神經根病變，脊椎姿勢不良、過度使用造成骨刺（骨質增生）、椎間盤突出椎間盤突出、腰椎退化症、脊椎管狹窄或腫瘤等壓迫神經造成，還有坐骨神經本身病變引發。另一種是腰臀部的肌筋膜疼痛，常被誤以為是坐骨神經痛，這種多半是由臀部肌肉引發，過度運動或跑跳、走遠路、長久站立或是摔跤而產生臀部穩定肌（臀大肌、臀中肌）激痛點，檢查這些激痛點的轉位痛部位，十分類似坐骨神經痛的分布區，所以容易造成誤解。

坐骨神經痛自救方法與對策

可以先補充維生素B群和葉酸，適量攝食含有益於神經代謝營養的食物。油炸、醃漬、香腸火腿臘肉培根等刺激與過鹹的食物要忌口，並且切記不要抽菸喝酒。應盡量避免拉扯坐骨神經的姿勢，例如腿伸直抬高、突然彎腰轉腰等動作。

腰髖臀的常見急性疼痛

③梨狀肌痛

梨狀肌症候群的好發族群為女性與久坐的上班族，是種臀部深層的疼痛。患者在起床或坐下等活動到臀部肌肉時，會牽動肌肉造成坐骨神經壓痛產生痠麻疼痛感，有時臀部深層肌肉痠痠脹脹的悶痛感會向下肢放射，嚴重者甚至不能行走或跛行。

這類放射狀疼痛的產生傳到下肢甚至腳掌的痠麻疼痛感，因為症狀類似，梨狀肌症候群常被稱為「假性坐骨神經痛」。其實坐骨神經痛是腰椎神經根壓迫或神經根病變造成，所以主要是「神經」症狀，而梨狀肌症候群主要是「肌肉」疼痛。

梨狀肌的主要功用是將大腿骨在髖關節處外轉，與其他臀部肌肉維持骨盆和髖關節的穩定度及活動度，當大腿骨內轉時，梨狀肌會緊繃其肌腱與肌肉，導致壓迫坐骨神經，如果持續壓迫就會造成神經壓陷的症狀。

梨狀肌症候群成因和先前的急性腰部扭傷有直接關係，還有臀部或薦骨（骶骨）部位直接受傷，或者過度使用，像是長時間翹腳、彎腰及前傾的腰部姿勢合併大腿夾緊內轉，或者長時間臀部肌肉群處於緊繃包緊的狀態下（例如穿緊身牛仔褲合併大腿夾緊內轉）也容易造成此症的發生。先前有腰椎椎間盤突出或糖尿病血液透析的患者，臀部的坐骨神經也比較容易因此類壓力而受損。

此症一般常見於女性，因為女性骨盆較為橫寬，加上經常做大腿內轉或翹腳姿勢，造成梨狀肌的過度收縮。平常可以將患側大腿稍往外轉（類似外八字的步態）也有助同側梨狀肌的放鬆。

梨狀肌疼痛自救方法與對策

疼痛時的應急自救法，將左腿方放置右腿上如翹二郎腿般。然後再雙手扶抱右邊膝蓋，然後往胸部牽拉，如此伸拉左側梨狀肌。然後換邊再做同樣動作。兩邊各做五～十次，一日三回。

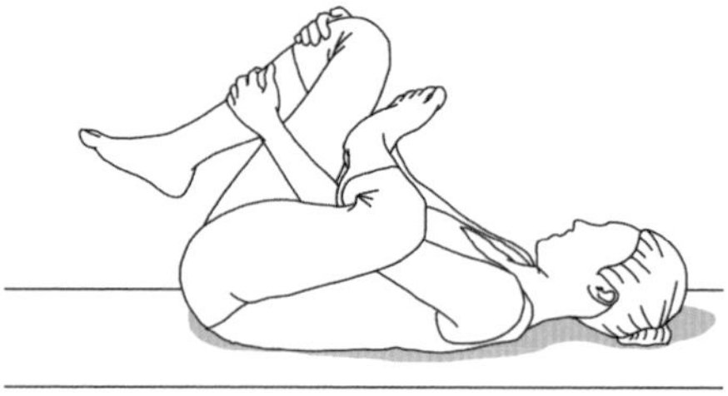

腰髖臀的常見急性疼痛
④尾骨疼痛症候群

尾骨疼痛症候群是指一種在臀部中心處與尾骨的疼痛，在坐下姿勢不對或更換姿勢（像是從坐姿站起來時）更會刺痛不已。正坐的方式常引起劇烈不適及疼痛，有時會造成直腸肛門附近的感覺異常，所以在門診中，常可見到尾骨疼痛症的患者只用一邊的臀部坐，並常常坐立不安、更換坐姿。

尾骨疼痛症通常由於外力的撞擊造成，像是不小心跌倒時以屁股尾骶部位著地，或長時間坐姿以尾骶部靠著硬物，或者是女性自然分娩時過度擠壓拉扯所造成尾骨附近的韌帶發炎，有時則為骨折或脫位，偶爾為骶尾骨的關節炎。

此症以女性較常見。有些病患不容易找到真正疼痛位置，而是以臀部疼痛合併便秘的情形表現。我曾收治過一位遠從東台灣跑到嘉義求診的患者，當時還沒有高鐵和雪隧，可說是台灣交通時間最長的兩地。這位病患先前騎腳踏車跌倒之後，就莫名其妙噁心、嘔吐、吃不下、睡不著，便秘七個月，四處訪醫就診求神問卜，就是找不出原因。詢問病史後做檢查時，我忽然想到一事：「你跌倒時是屁股著地嗎？」「好像有，為什麼問這個？先前X光檢查都正常啊！」於是我戴上手套往懷疑的地方壓下去，病人突然大叫「啊！是這裡！」原來是梨狀肌症候群，先前的跌倒撞擊尾骨產生尾骨疼痛症，但病患因避免產生疼痛的「避痛步態和姿態」卻引發了梨狀肌症候群，而這兩種疼痛都是深藏在臀部深處的疼痛，平常不容易發現，但卻會引起肛門附近肌肉因疼痛緊繃而影響坐姿，久了造成臀部下背肌肉緊繃以及便秘。

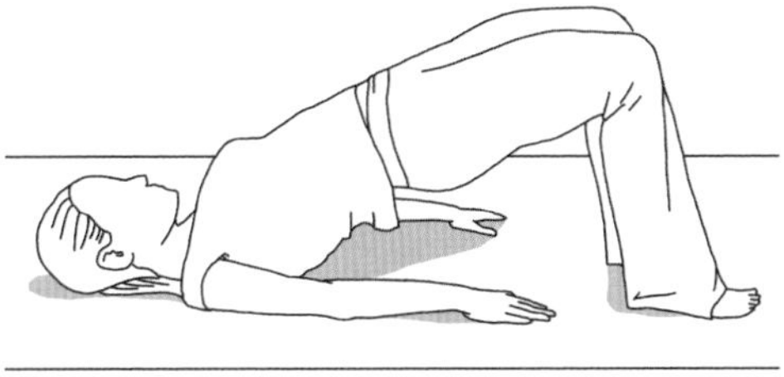

尾骨疼痛症平常可使用氣圈、坐墊等輔具，避免尾骨碰觸到而引發疼痛。還要盡量減少正坐或者會使尾骨直接碰靠堅硬座位的姿勢，常做尾骶部支持肌肉群的伸展運動也會有幫助。

尾骨疼痛症自救方法與對策

可以使用棒棒冰夾在股溝縫間先冰敷，然後尋找中間有空洞的氣墊座在椅子上，避免再次傷害。三天急性期過後可用溫水盆坐浴，可增加局部血液循環。

尾骶部肌群的伸展運動：腰橋運動

仰躺，將身體往上撐，膝蓋約彎曲四十五度，一天三～五次，每次支持十～十五秒。

腰髖臀的常見急性疼痛

⑤坐骨滑囊炎

坐骨滑囊炎病患常會抱怨坐下碰到硬物或軟物時，臀部坐骨處就會疼痛，而活動下肢時症狀會更明顯，例如早上醒來時剛要彎曲大腿就會感覺劇烈疼痛，或者睡覺時不小心壓到也會痛。有時候疼痛會轉位到腿後肌肌群，表示可能合併有肌腱炎。

坐骨滑囊炎是長時間不動的蹲坐跪姿摩擦所導致的下側臀部的疼痛。古時候是織女或裁縫的常見病痛，現代則是辦公室一族或電腦玩家，以及機車族經常會有的臀部「職業傷害」。

在人體全身上下有超過一百五十個滑囊，它們通常是小的、內含滑液的囊狀構造，分佈在骨頭和肌肉或肌腱之間，或身體表面經常會摩擦到的地方、肌腱通過骨頭突起處，像是肩膀、手肘、臀部與膝蓋等處。它們對於附近可能的碰撞和壓力提供了潤滑緩衝的功用。而坐骨滑囊則位於臀部坐骨隆起和臀大肌之間。通常發炎的原因，是因為長時間坐在過於堅硬或者柔軟的座位上，反覆性的微小型磨傷累積所致。另外，直接的臀部外傷，例如一屁股滑倒，或者是騎機車通勤的學生或上班族經常在坑坑洞洞的路上摩擦的過度使用，也會造成滑囊發炎的情形。

滑囊炎症狀跟髖關節疼痛常混淆，也容易因為反覆疼痛被誤診為坐骨神經痛而久治無效，所以診斷時必須留心，而且不要接受局部推拿按摩，以免發炎情況與疼痛更嚴重。

坐骨滑囊炎自救方法與對策

可先用冷水袋或冰涼的湯匙貼在坐骨突起處冰敷，局部避免按壓。然後使用中間有空洞的氣墊座，坐下時痛處放在空洞處，避免再次傷害。然後做臀部肌肉的伸展操與髖關節穩定肌群的強化運動來改善。

抬腿運動

若患側為左側，如圖示將身體靠在桌邊或椅邊，然後右腳站立，左腳往旁邊抬高約三十度即可，一天做一百五十次抬高的動作。

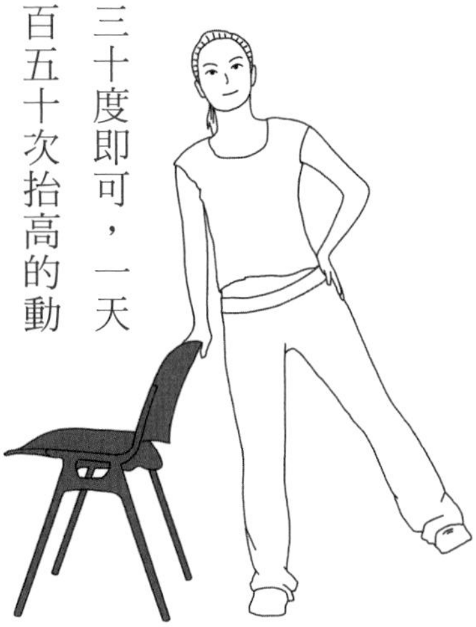

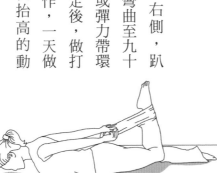

彎腿運動

若患側為右側，趴臥，將右膝彎曲至九十度，以毛巾或彈力帶環繞，以手固定後，做打直膝蓋的動作，一天做一百五十次抬高的動作。

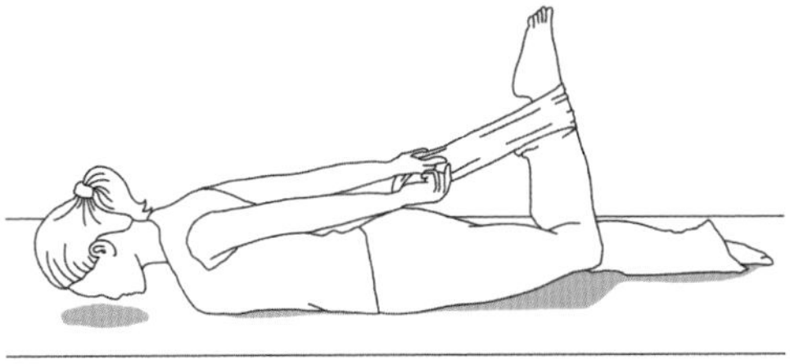

第四章

上肢的常見急性疼痛

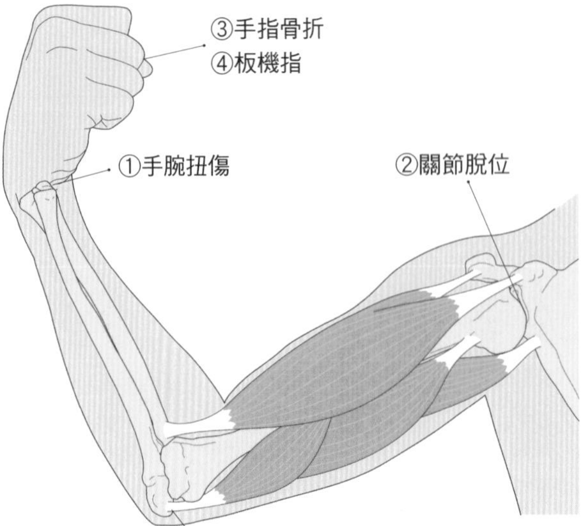

上肢的常見急性疼痛

①手腕扭傷

手扭傷通常發生於手腕的直接衝擊（例如跌倒以手撐地），或者運動中過度或不當的使用造成手腕受力過大（例如打籃球、單手拉單槓或騎車跌倒等）嚴重時還可能造成脫臼與骨折。由於手腕部有許多韌帶，因此扭傷經常發生在連接腕骨或者是腕骨與前臂連接的韌帶群，其中最常見也最需要注意的是三角纖維軟骨複合體撕裂傷。

人類的手腕有腕骨，腕骨間則有許多細小的韌帶相連結，肌腱穿過手腕再附著在手指上。八塊腕骨中，最容易由於不當使用或撞擊而受傷的就是舟狀骨，而手腕外

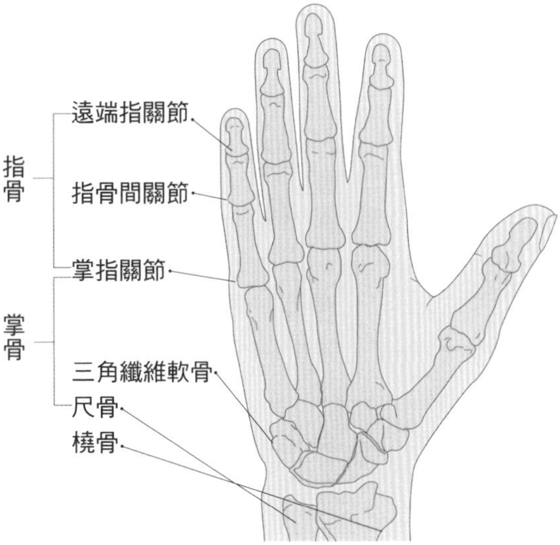

側的三角狀纖維韌帶複合體，則是最容易因拉扯而造成撕裂傷的部位。三角纖維軟骨是一群韌帶與軟骨組織，負責手腕尺部的活動與穩定度。三角纖維軟骨在三十～四十歲起即開始退化，常造成三角纖維軟骨損傷的原因，包括跌倒朝手腕背屈的方向壓迫，或者以手腕支撐重量拉扯（像是吊單槓動作）。

扭傷後手腕在旋轉或拿東西時外側會有疼痛感，有時甚至無法施力，同時也會有腕關節活動度受限的情形。手腕扭傷的症狀可能因強度和位置有所不同。

最常見的症狀包括：手腕腫脹、疼痛、瘀青變色、活動手腕時持續疼痛、受傷部位的壓痛感、手腕內側感覺發熱與手腕鬆動。三角纖維軟骨複合體損傷的患者手腕活動旋轉時會疼痛，特別在手腕尺側（靠近小指側）按壓時會疼痛。觸摸時可發現局部有卡搭聲響與鬆弛感，另外一個特徵是，以小指彈奏鋼琴鍵時會產生疼痛，還常可見到手腕處的尺骨突起，按壓時會疼痛。

儘管X光無法檢查出韌帶受傷，但可顯示是否骨折，對於軟骨或韌帶損傷的患者，可以使用增生治療以修復受傷斷裂的韌帶。日常可使用護腕，以能伸入一根指頭為適當的鬆緊度，另外也可量身製作固定手腕的熱塑型護木作為支撐保護。保持自然姿勢，並且避免手腕的旋轉或彎曲等動作。

扭傷自救方法與對策

而輕度腕關節扭傷通常可以在家裡自救，遵循急救PRICE原則：

P（Protection，保護患處）：馬上中斷正在進行的動作，例如吊單槓時有不適，就要趕快停止運動。

R（Rest，休息）：關節休息至少四十八小時。

I（Ice，冰敷）：冰敷受傷部位以減少腫脹。不要直接讓皮膚直接接觸冰塊，應使用冰袋、冰毛巾或毛巾包裹冰塊，然後冰敷受傷處，同一部位冰敷約二十分鐘。

C（Compression，壓迫）：壓迫腫脹處與使用彈性繃帶或固定護套。

E（Elevation，抬高）：將手腕抬高，高於心臟水平高度。

阿司匹靈或布洛芬等止痛藥可能對急症有所幫助，如果疼痛和腫脹持續超過四十八小時，則須儘快就醫。使用護腕或保護帶可以支撐手腕，以防止腕關節扭傷。有時手腕受傷似乎不太疼且很少腫脹，但可能韌帶已經撕裂，需要手術治療以避免後續的問題。同樣，隱匿性骨折也常被誤認為是輕度或中度手腕扭傷，如果不及時治療，骨折可能無法癒合，最常見的例子是舟狀骨的隱性骨折。

上肢的常見急性疼痛

②關節脫位

肩膀是人體活動方向和角度最多的關節，穩定度大部分來自旋轉肌肌肉、關節囊、肩盂肱骨關節及韌帶。有時因碰撞引起前側不穩定也就是脫位。復位後可經由調整正確姿勢、強化肩膀肌肉避免復發。

肩關節脫臼好發於年輕族群的男性，通常與運動傷害有關，像是籃球、接觸型運動（例如跆拳道）或極限運動，常造成肩關節甚至肘關節腕關節脫臼。

肩關節脫臼復位後嚴重疼痛就會減輕，但需要三～四個月才能完全癒合恢復，醫師會視情況給予非類固醇抗發炎藥（NSAIDs），以減輕疼痛和腫脹。然而，一旦發生過肩關節脫臼，日後關節可能會變得不穩定並且容易再度脫位。另外如果發生肩關節脫臼時，不慎造成肌肉、韌帶等損傷，可能需要手術來進行修復。若是有習慣性脫位可能與傷害過後關節鬆弛有關，必須經詳細檢查。

脫位自救方法與對策

當發生肩關節脫臼時，遵循急救PRICE原則，建議以毛巾或三角巾將患部固定，千萬不可試圖移動肩膀或將其強行拉回原位，恐導致肩關節及其周圍的肌肉、韌帶等軟組織發生損傷。然後盡速就醫。接受治療前可冰敷受傷的肩關節部位，減輕疼痛和腫脹，並減緩內部出血。復位後可經由調整正確姿勢、做強化肩膀肌肉的復健操以避免復發，運動前也要確實熱身，增加肩膀彈性靈活度。

鐘擺運動

1.若患側為左肩，手持啞鈴或相當於五百公克的重物，將身體往前傾約九十度，然後將左手向前後方向與左右擺動，擺動的角度約在三十~四十五度之間。一天三次，每次十~十五分鐘。若患側為右肩則以右手做同樣動作。

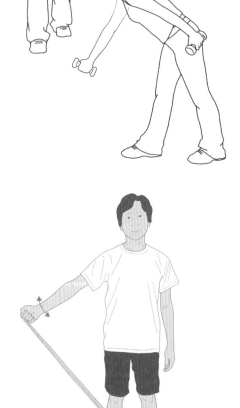

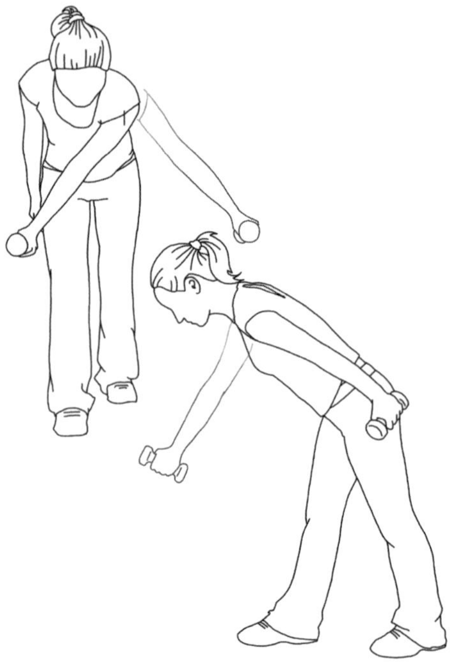

肩部．上背強化復健運動

1.以腳踩住彈力帶固定住，並挺直背部。

2.伸直手肘，並拉彈力帶將右臂稍微往前伸，再伸向身體外側約四十五度，停五~十秒後放鬆。注意外肘不要彎曲，軀幹不要歪斜。

上肢的常見急性疼痛
③手指骨折

在上肢意外傷害中，除了扭傷、脫位之外最常見的還有指掌關節的頓挫傷。例如球類運動中，打球、接球時手指不小心承受強烈撞擊，導致手指關節挫傷，出現紅腫熱痛、無法彎曲或伸不直的狀況。這時要注意是否有韌帶斷裂，通常要用護套嚴格限制活動至少六週，若無效則需開刀修補，並配合增生治療注射。

此類損傷必須注意「復位至正確位置」、「恢復正確動力鍊運動」、「使用護套維持正確姿態避免變形」三個重點，以避免造成指關節的不當使用而退化。

手指骨折自救方法與對策

手指骨折急性期可以PRICE原則處理：保護、休息、冰敷、壓迫、抬高，並用護套嚴格限制活動至少六週。

上肢的常見急性疼痛
④板機指

板機指為手指關節或指掌關節屈曲肌腱的狹窄性發炎反應，造成手指的彎曲受限及疼痛感。症狀為手指節的關節或手掌的關節突然變得僵硬有腫塊，無法順利屈曲伸展。按壓時會有明顯疼痛，而且會影響睡眠。在用力彎曲時，還會有喀啦聲及澀滯感或疼痛腫脹不適感。手指無法完全彎曲，必須以另一隻手協助才能伸直。

人體當手指外傷、過度或不當使用後，手指關節就容易發炎而產生結節狀突起，進而壓迫到屈曲肌腱活動空間，引起指關節卡住，發生手指彎曲後伸不直，或伸直後無法彎曲的狀況，類似在扣板機，因而得名。這種疼痛僵硬感通常在抓握、旋轉東西時，如使用鐵鎚、握方向盤、拿筆寫字時會更明顯。

板機指好發族群為年齡三十～五十歲的中年婦女以及新生兒。新生兒的板機指約有四分之一在一出生就可發現。嬰兒剛出生時，手指都是緊握著，隨後才慢慢地展開活動，若幾個月之新生兒拇指仍一直躲在掌心，末端指節彎曲無法伸直，仔細摸還會在拇指靠近手掌處摸到結節狀突起，這就是先天性板機指。治療方式上，幼兒患者通常以手指固定護套來保持肌腱伸展，一歲以後再接受手術比較理想。成人患者除了使用輔具護套，還可以利用超音波、低能量雷射等物理儀器治療，或是使用非類固醇類抗發炎藥以及局部低劑量類固醇注射。

曾在門診遇過一位婦人，她愁眉苦臉對我抱怨說手腕處疼痛，已經治療好久都沒見效，而且奇怪的是她明明是右手做家事，為何卻是沒做的左手發生疼痛，吃藥擦藥打針也是一樣沒好。我檢查時發現，其實手腕本身的疼痛感並無法直接找到最痛點，也沒有誘發動作（如曲腕）。打開她的手掌一壓，病患馬上說「就是這裡！」原來是大拇指內側的板機指，而手腕疼痛感是疼痛的影子——轉位痛——所致。在注射增生修復藥物、做物理治療、擦藥後就解決了她的困擾。

預防板機指，平常要保持手指關節放鬆及減少過度使用。此類患者並不適合接受局部的推拿按摩，這往往會使發炎情況和疼痛感更形嚴重。有時手指的活動度受限以及僵硬感是因為根部的指掌關節病變所致，因此需要治療根本的關節。

板機指自救方法與對策

可以泡熱水後活動手指，或手掌往兩側用力張開，如彈鋼琴八度音的姿勢，然後再做反向關節伸展，例如右手大拇指若為板機指，可用左手大拇指間從手背壓住掌指關節，然後用左手食指將伸直的右手拇指往反方向扳動後，停住六秒鐘後放鬆，用力抓握後再重複做反向伸拉動作，早中晚各五分鐘。

上肢的常見急性疼痛 ⑤網球肘⑥高球肘

網球肘與高爾夫球肘在醫學上稱為肱骨外側與內側上髁炎，是指肘關節外側或內側的肌肉與肌腱，由於過度或不當的運動與使用方式，分別造成肘關節外側與內側的疼痛，並非只有打網球與高爾夫球的人才會得到此類疾病，過度或不當的使力方式，就會使手肘外側或內側的肌腱發炎。

肱骨外側與內側上髁炎的患者，當手握緊或提重物時，手肘會更疼痛。嚴重時連筆或杯子都握不住，長時間寫字也會很辛苦，肘部合併手腕彎曲時疼痛會更嚴重，手部抓握力會變小，在手肘外側或內側會有明顯的壓痛點。

肘關節的肱骨外側上髁處，有數條手腕的臂伸肌與手指的伸展肌附著其上。這些肌肉收縮與牽拉時，會對附著處的肌腱造成拉力，當長期反覆使用、在阻力下做腕部背伸或前臂的旋轉，都會對肘關節附近肌腱造成反覆性微小損傷。

在手掌緊握狀態下彎曲或伸直手肘（例如握手、打網球及挖冰淇淋等動作），若加上手臂伸肌與屈肌承受壓力不同，就會造成傷害。若過度使用外側上髁、伸肌受到較多壓力，會造成手部伸展肌腱末端的受損發炎，長久下來就會造成網球肘。打網球者常因錯誤的反拍擊球動作，以及過度練習而發生，家庭主婦常作扭乾抹布的動作及手洗衣服，也容易患外側上髁炎。高爾夫球肘發生原理與此類似，但主要是在手肘內側造成發炎反應。

打網球時可戴網球肘護套，或使用手肘的支持護具，並改變打球習慣，例如減少反手拍或過肩擊球，或選用較輕、較有彈性的拍子。平時姿勢也要注意，保持手指關節放鬆及減少過度使用，大量購物時盡量使用推車承載，使用拖把拖地時身體微彎，以身體力量而非單純用手臂的力量帶動拖把，提搬重物或抱小孩時間不要太長，適當休息，有助改善。

要注意的是，頸椎神經根病變或肩膀穩定肌群（如棘上肌等）的肌筋膜疼痛症轉位的疼痛也會類似此類肘部疼痛。此症並不適合局部推拿按摩，因為會使發炎和疼痛感更形嚴重。肌腱一般修復時間約為六週，若反覆發生或久治不癒的患者，須注意有無軟骨關節的病變，例如剝脫性軟骨炎，或者有局部的感染如滑囊炎、敗血性關節炎等。另外，肘部的表淺神經慢性擠壓傷害也可能有類似症狀。

網球肘與高球肘自救方法與對策

初期的止痛請按照PRICE原則，同時可做手腕往上彎曲如騎摩托車加油門的動作，以及用網球按壓手肘附近肌肉凸起處的激痛點，每次按壓約六秒鐘後放鬆，再轉至附近的激痛點。上臂肌肉伸展操、手腕屈肌與伸肌的牽拉伸展運動，也能改善狀況。

啞鈴操1

將手輕握拳或抓握啞鈴，掌面向下，手腕往下及往上彎曲各維持十秒鐘，每天重覆五～十次。

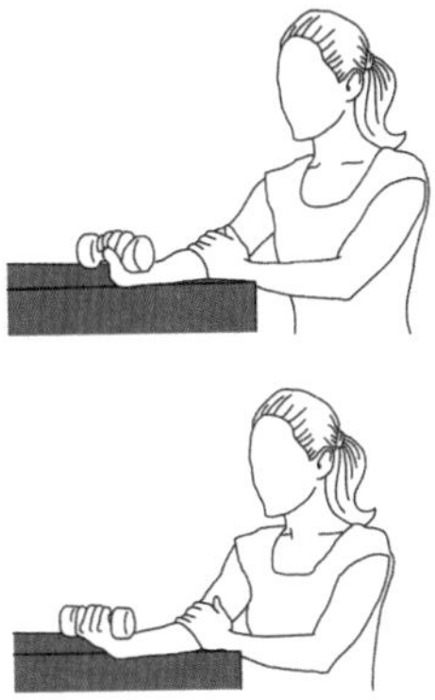

啞鈴操2

抓握約三百五十～五百克的啞鈴，手肘靠在桌邊，從掌心向上的方式向內彎九十度，到大拇指向上的姿勢。一天三次，每次重覆五～十次。

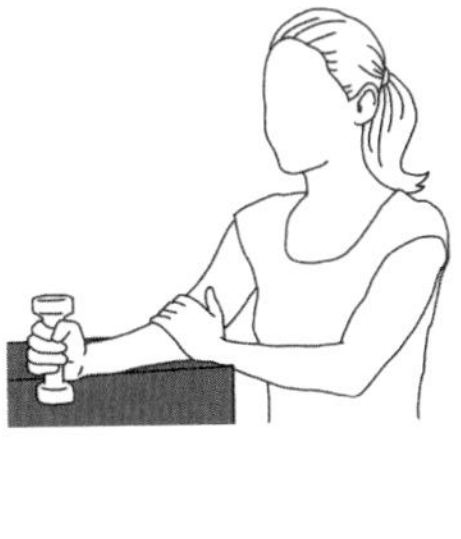

啞鈴操3

若患側為右側，抓住啞鈴，掌心向下，以左掌支托右肘在高於肩膀，約鼻子的高

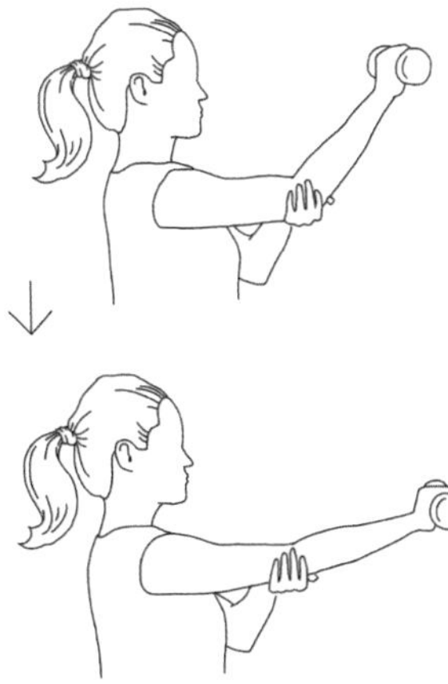

度，然後右臂往前做投籃的動作。一天三次，每次重複五～十次。

扭毛巾操

抓握捲起的毛巾，兩手伸直呈水平，如扭毛巾狀反覆重複活動，一天三次，每次重複五～十次。

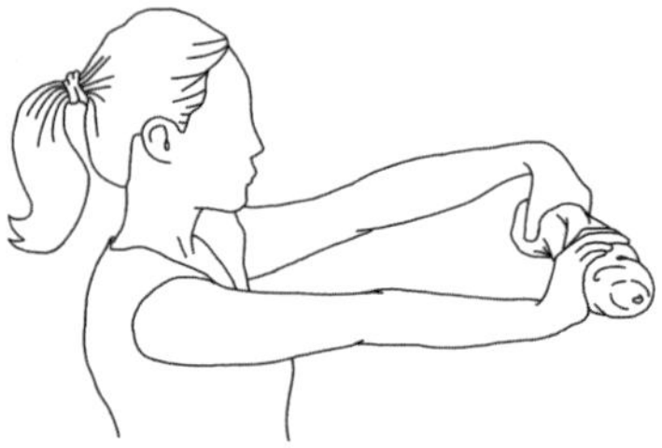

第五章

腿膝腳的常見急性疼痛

腿膝腳的常見急性疼痛

①膝部韌帶傷害

韌帶負責膝關節穩定度，主要有五條：前十字韌帶、後十字韌帶、內側韌帶、外側韌帶和環狀韌帶，和前面的髕骨肌腱協同運作。韌帶扭傷或斷裂常因為突然扭轉或直接撞擊導致，如碰撞型與接觸型運動中，如打籃球上籃著地時膝蓋扭轉、棒壘球揮棒扭轉或衝壘包時半蹲滑壘、橄欖球或足球衝撞後突然停止或加速奔跑時、跆拳道踢擊碰撞、排球跳起殺球著地時扭傷都容易導致十字韌帶損傷。

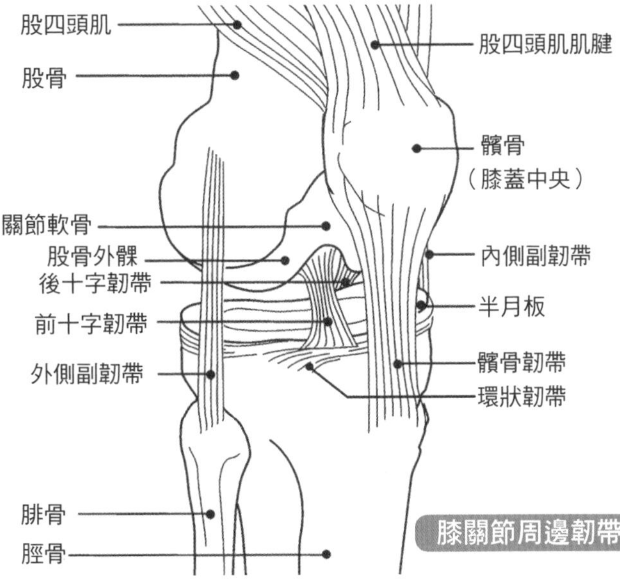

膝關節周邊韌帶

膝韌帶扭傷或斷裂時，膝蓋會有劇痛、腫脹、不穩定鬆弛感，受傷時常會聽到（啪）一聲後就無法完全伸直。後十字韌帶損傷者在下樓梯下坡時還常會有「軟腳向前滑」的感覺，一段時間後關節活動會發出喀啦聲。後十字韌帶在連接脛骨後端突起處常因拉傷而腫脹疼痛，很容易和腿後肌腱與膕窩囊腫混淆。

前十字韌帶損傷常發生在膝蓋急停時異常扭轉，或腿部受到直接撞擊。後十字韌帶損傷多半發生於膝蓋彎曲腳掌牢抓地面時，小腿後方受到直接撞擊。內外側韌帶損傷通常來自直接撞擊膝蓋外側，或跑步跳躍時膝蓋承受不正常的側面壓力。環狀韌帶在膝蓋扭轉力量大時（如打籃球、網球等跳躍或減速著地時膝蓋扭）容易損傷。上述各類韌帶損傷也容易同時有滑囊炎與肌腱炎需一併處理。

醫師通常會由膝蓋理學檢查做診斷，並以超音波檢查有無積血或積水，同時探測韌帶損傷程度。嚴重者建議核磁共振或X光檢查來確認有無骨折等其他疾病。若核磁共振檢查為「部分撕裂傷」或「非回縮型撕裂傷」則可先嘗試增生修復治療。若先前內科治療反應不佳，或為「回縮型撕裂傷」，則建議韌帶修復重建手術。

韌帶受傷自救方法與對策

急性受傷期：一旦懷疑韌帶損傷，應馬上以PRICE原則處理。膝蓋固定保護後尋求醫療協助，用非類固醇類消炎劑可幫助減少急性發炎。

前期：使用抗炎止痛藥物，使用枴杖至腫脹疼痛消失。若懷疑斷裂，可接受肌力強化運動、增生治療或手術。

中期：在無痛下進行活動度訓練、肌肉強度與平衡訓練。

後期：開始無痛下的肌力及速度訓練。可做單腳跳、交叉跳或三級跳。

大部分病患可在二至十二週內重新開始運動，嚴重需手術者可能要八至十二個月。

如果韌帶損傷不治療，可能使膝關節其他構造連帶受損導致疼痛與不穩定，並影響動力鍊造成其上的腰臀髖關節與其下的足踝關節疼痛，及可預見的軟骨退化磨損導致關節炎。

腿膝腳的常見急性疼痛

②膝蓋痠痛

引起膝蓋疼痛的病症

1. **膝蓋前側（中間）疼痛：**髕股骨疼痛症、跑者膝、髕骨前滑囊炎、肌筋膜疼痛症
2. **膝蓋上方疼痛：**股四頭肌肌腱炎、髕股骨疼痛症
3. **膝蓋下方疼痛：**髕股骨疼痛症、剝脫性軟骨炎、髕骨肌腱炎（跳躍膝）、肌筋膜疼痛症
4. **膝蓋內側疼痛：**鵝足肌腱炎、內側副韌帶症候群
5. **膝蓋外側疼痛：**髂脛束症候群、外側副韌帶症候群

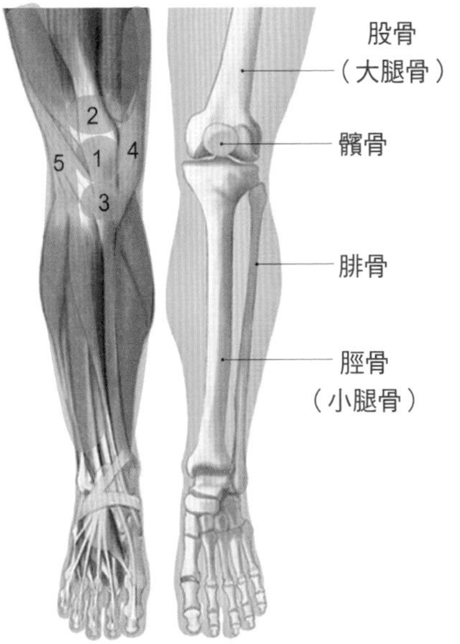

髕骨（膝蓋骨）在膝前正中間連接大腿骨與小腿骨。膝蓋前方常見病痛有髕股骨疼痛症，是髕骨滑動不順暢造成韌帶在臏骨上方、前方、下方與連接小腿骨處的疼痛（前頁圖②①③處），髕骨前滑囊炎，是膝關節活動緩衝潤滑的滑囊受損發炎，著骨點病變是髕股骨肌腱在小腿脛骨前突接著處的著骨點病變。

髕股骨疼痛症會造成膝蓋周圍內外痠痛，上下樓梯或跑步、膝蓋彎曲激烈運動、深蹲或承重性活動會導致疼痛。膝蓋可能腫脹喀啦作響。通常由於股四頭肌力量不夠或動力鍊偏移不平衡、肌腱延展度變差太緊，導致髕骨在股骨上摩擦移動造成發炎疼痛。依位置分別稱為臏骨上肌腱炎、西拉喬氏症（Sinding-Larsen-Johansson，前頁圖①與③之間）、歐許氏症（Osgood-Schlatter disease，前頁圖③）。

髕骨前滑囊炎者膝蓋會有明顯壓痛點、紅腫脹痛，彎曲特別是跪姿時會更痛。若發炎沒有治療可能變成慢性滑囊炎。因過度摩擦、創傷造成滑囊內積水或出血，導致作為膝關節活動緩衝與潤滑的滑囊腫脹與發炎。

著骨點病變患者膝蓋煞車或加速時，髕股骨肌腱連接小腿脛骨前突的著骨點，因韌帶反覆拉扯導致腫脹發炎。脛骨前突會有明顯疼痛和壓痛感。

動力鍊分析可找出易受傷區段，從足踝往上評估整體運動中壓力最大的硬轉折點集中在何處，可用肌貼轉移壓力點，或評估是否要使用矯正鞋墊或輔具調整。並進行肌力訓練、平衡訓練以改善疼痛。

此類疼痛發生主要是大腿肌肉力量不平

均或不夠，加上急加減速時膝蓋受到過度扭轉。除改變運動型態外，檢視調整動力鍊才是根本解決方法。接受完整復健治療，大多數髕股骨疼痛症患者可在數週至一個月內大幅改善，四到六個月可完全恢復，手術者復原期約為三個月。

髕骨滑囊炎以PRICE原則處理與使用止痛藥反應良好，約一至二週內即可回復原先活動與運動；若併發滑液囊感染復原期可達兩個月，手術治療復原期約四到六週。著骨點病變患者休息二至三週後，接受復健治療、調整動力鍊可避免復發。

膝蓋痠痛自救方法與對策

除了上述的病症，有些其他疾病也會以膝蓋疼痛為主要表現，例如脊椎狹窄症、髖關節退化或梨狀肌症候群等等，這往往也是膝關節疼痛久經治療卻不痊癒的主要原因。急性期的疼痛可以PRICE原則緩解，注意不要讓小腿過度扭轉，並使用對足弓有支撐效果的足弓墊，可以改善狀況。另外，可以做股四頭肌與腿後肌強化運動，以及鵝掌肌強化運動、膝關節穩定操來強化。

股四頭肌運動1

採仰臥姿勢，膝蓋伸直，抬高約三十～四十五度，一天重複一百五十下。

股四頭肌運動2

採仰臥姿勢，膝蓋下方壓個枕頭或治療球，以膝蓋用力壓按枕頭或

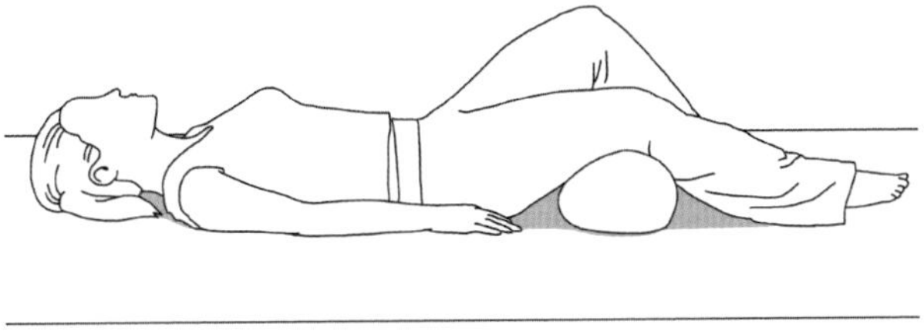

球，一天重複一百五十下。

股四頭肌運動3

採仰臥姿勢，膝蓋彎曲三十～四十五度，雙膝當中夾排球或約同大小的治療球夾擠，一天重複夾擠一百五十下。

膝關節強化運動

採仰臥姿勢，膝蓋彎曲三十～四十五度，膝蓋附近纏繞毛巾或彈力帶，以伸直膝蓋的方式抵抗其彈力，一天重複一百五十下。

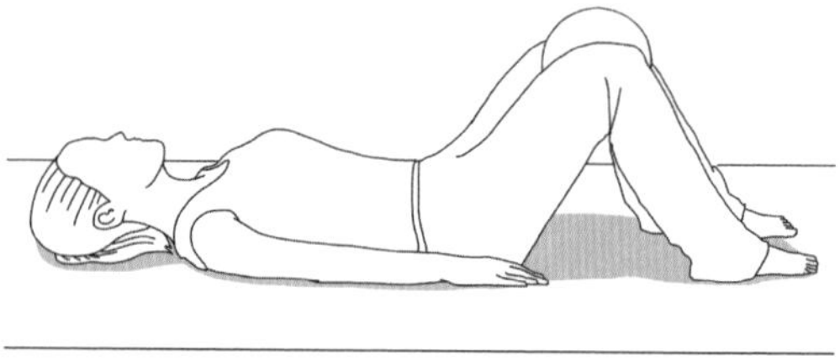

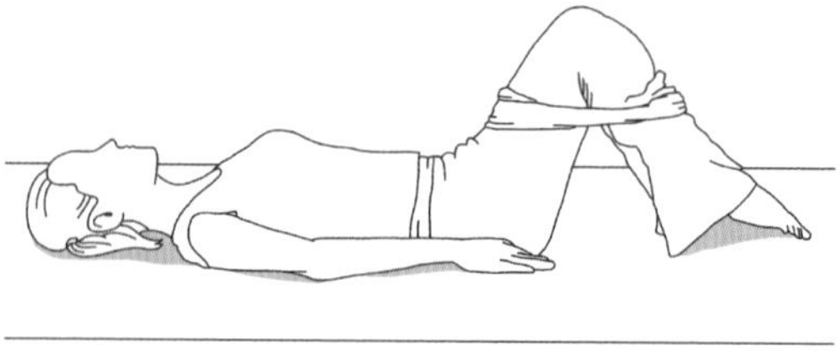

腿後肌強化運動1

手扶椅子，雙膝做微蹲的動作，彎曲三十～四十五度，一天重複一百五十次。

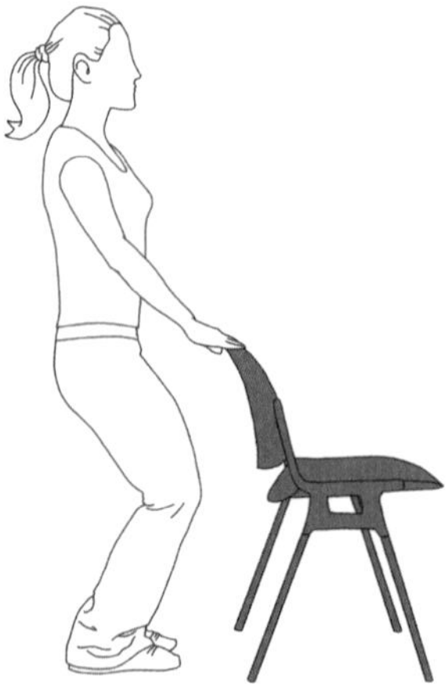

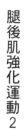

腿後肌強化運動2

若患側為右側，採俯臥姿勢，彎曲右膝，以毛巾或彈力帶環繞踝部，右膝往下用力踢，一天重複一

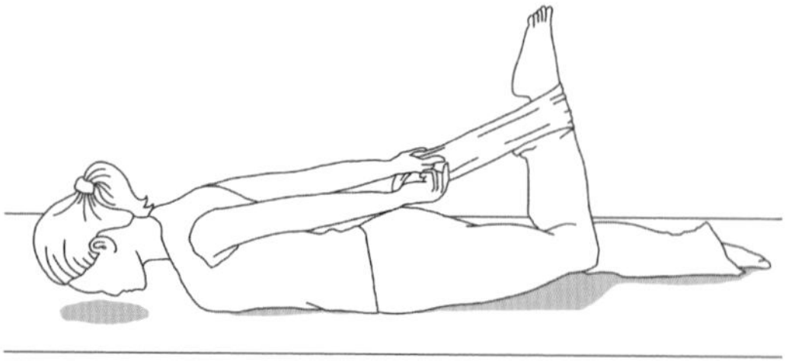

百五十次。若患側在左側則反過來做相同動作。

腿膝腳的常見急性疼痛 ③鐵腿

鐵腿，正確名稱為「延遲性肌肉痠痛（DOMS）」，常發生在從事不熟悉、不常做的運動形態，或強度超乎平時訓練，特別是肌肉反覆離心收縮的運動後（如下坡跑步、騎腳踏車、登山等）二十四～四十八小時出現，是一種急性期的發炎。人在運動時肌肉收縮，但以上這些運動卻因為姿勢的關係（例如把腳踏車的踏板踩到底、伸長腿走下坡等），肌肉離心收縮，在收縮的同時也拉長，長時間一拉一縮，肌肉纖維就會受傷發炎。不過，一般在五天～七天後就會恢復。

鐵腿自救方法與對策

運動時記得保暖，補充足夠水分以及香蕉等富含鉀離子食物。若大腿不適，可做大腿前側肌群牽拉，以右手扶牆或椅子，左腿膝蓋向背後彎起，以左手輕拉左腳板使之平貼臀部，持續約十～十五秒後換邊就會有所改善（87頁）。然而，有些運動後的小腿痛並不是單純的「鐵腿」，必須小心因應。

內脛壓力症是常見的小腿前側或內側疼

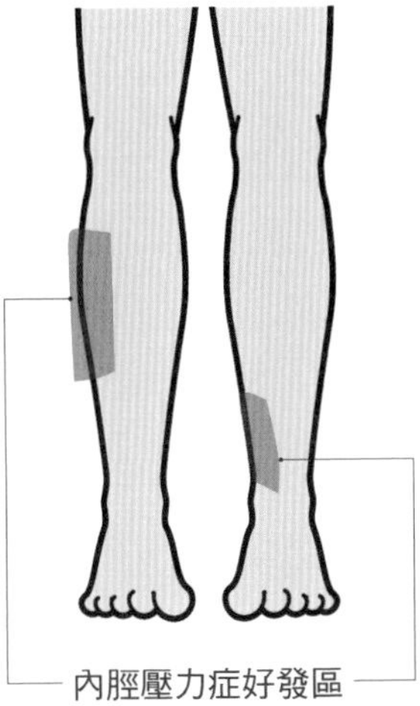

內脛壓力症好發區

痛症之一，常見於長跑、排球、籃球、網球、羽球、跆拳道等長時間跑步或跳躍的運動。

造成的原因有以下幾種：

新鞋支持度不夠。當更換新的跑步或運動鞋沒有足夠的吸震力時，會造成足部的衝擊力部分由小腿吸收而造成組織損傷發炎。

路面狀況不佳。長時間在不同種類路面跑步或行走（如從水泥地換到柏油、碎石路面），導致小腿承受不同程度的衝擊導致。

訓練強度不均。沒有逐漸增加，而突然提高跑步鍛鍊的強度與頻率導致。這些都會造成小腿骨的皮膚、皮膚骨骼周圍、連結肌肉組織反覆微小創傷。累積這些微小創傷長期會造成：

小腿肌肉過度使用，有許多微小撕裂傷造成發炎，肌肉因充血、積液膨脹更大，導致連接小腿骨上的皮膚遭到拉扯引發更多發炎區和疼痛。

皮膚表面受拉扯後發炎，和附近正常皮膚張力不同，在反覆多次拉扯下發生更多發炎（如衛生紙沾濕處最容易破掉）。

小腿骨因受反覆衝擊而有發炎、骨週炎、骨髓水腫等現象，造成其上附著的組織和皮膚不穩定容易拉扯，產生小腿內側與前側的疼痛。

剛開始感覺就像剛做鍛鍊的悶痛或痠痛，若沒有即時處理，疼痛會變尖銳但停下運動就減緩。嚴重時，疼痛在休息後仍會持續數小時到數天無法完全緩解。小腿可摸到明顯紅腫疼痛。

此症的另一個特色是「平常沒練沒症

狀，運動時才會痛」，常和小腿骨的壓力性骨折、小腿脛前肌的扭傷和小腿內側的隱神經壓迫混淆。需要細心的運動醫學醫師比對X光片、肌電圖、軟組織超音波來確定診斷。

此症的治療首重調整運動型態和休息。可調整成低衝擊性運動如改成游泳或騎自行車、改在較柔軟地面運動如草地或一般土地而非水泥路面、跑平地而非上下山、減少跑步速度與距離等。

避免復發或症狀加重則需注意以下幾點：

1. 恢復正確運動姿態（以前足先著地以加強足部抓力、吸震跑姿、減少小腿內轉等）。
2. 使用適當輔具（如使用足弓墊、足夠的足底墊和鞋子以吸收震動）。
3. 使用正確的動力鍊運動（如使用前三分之一足部和脛前肌跑步）。
4. 運動後疼痛處冰涼敷（十至二十分鐘，每天三次或更多次）。
5. 可做左列的小腿減壓運動。

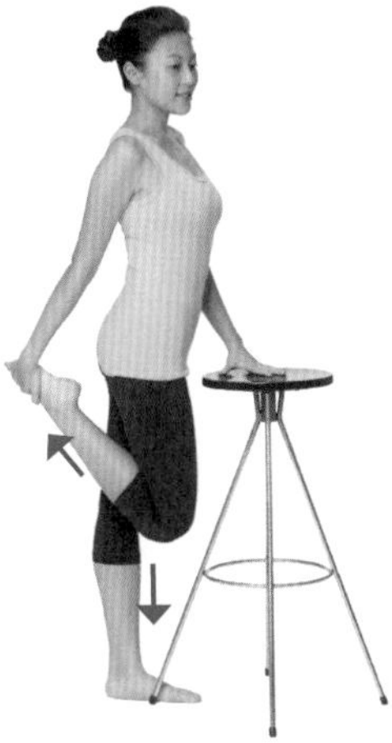
曲膝拉足

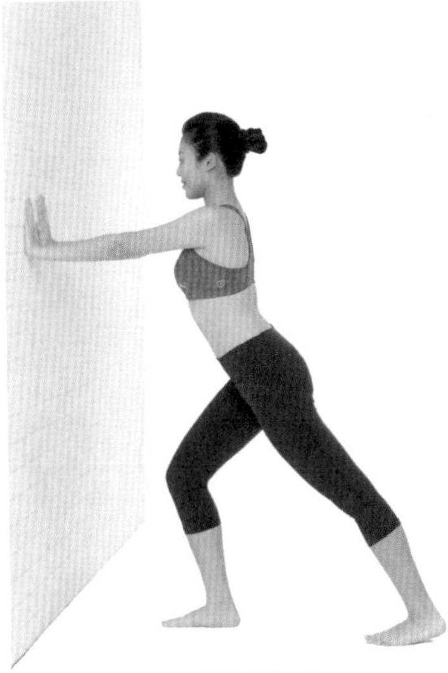
推牆弓箭步

腿膝腳的常見急性疼痛

④網球腳

網球腳是指腓腸肌的肌肉肌腱的受到急性損傷。這損傷最常發生在膝蓋伸直時，足部急速往下踩踏或以腳尖著地造成，造成小腿肌肉的急性收縮或拉扯而撕裂傷，此症也常見於跳水、游泳、田徑、羽球、籃球、劍道等會有急性彈跳或加速的運動。最常見就是小腿後的腓腸肌和肌腱，由於它主要功能就是腳踝蹠屈（往上翹）並提供後膝關節的穩定度，因此在急性拉扯後此處最容易受傷。

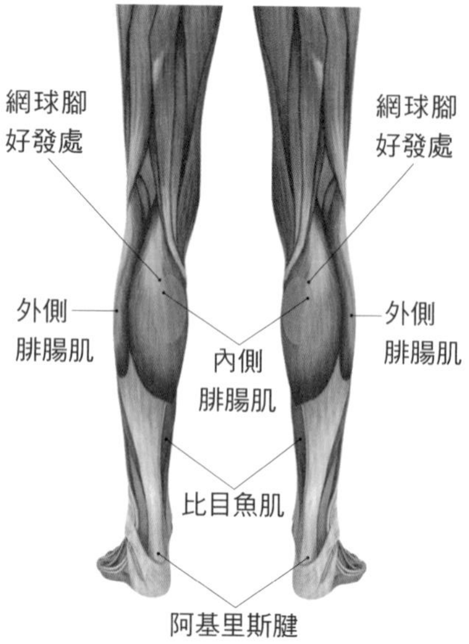

網球腳的疼痛往往相當嚴重，受傷時通常會聽到啪一聲。然後感覺就像一把刀突然插在小腿內側。患者可從內側大腿到腳踝有明顯腫脹、瘀青和血腫。如果腫脹不是太嚴重，醫師可在內側小腿摸到明顯的

肌肉拉傷的分級

	疼痛與壓痛	無力	凹陷	失去功能
第一級	V			
第二級	V	V	V	
第三級	V	V	V	V

凹陷及明顯的不對稱。並且在足背往上下翹（腳踝蹠屈，如踩油門又放鬆）會感覺明顯疼痛無力。

有時則會在其下的肌腱有撕裂傷，此時淤青可能不明顯，但受傷後仍會出現疼痛、無力和局部凹陷。超音波檢查可發現肌肉層中有明顯的低回音區，且當中有肌肉纖維在晃動如鐘擺樣子。

此症在受傷史詢問與檢查後通常很快可診斷，一般急性治療就用PRICE原則，保護並抬高患處、使用彈性壓力綳帶包覆、使用冰涼敷減少疼痛腫脹、抗炎藥物塗抹或服用、在患處注射增生修復藥物等。若患處腫脹明顯，則需檢查是否有過多的血腫或積液，需要儘快抽吸以減少局部發炎物質堆積影響修復與增加纖維化可能。

然而後續治療才是重點：首先要注意受傷特性。輕微撕裂傷症狀會很類似肌肉痠痛，因為都有局部壓痛感。若痠痛長時間沒好且僅限於少數特定點（通常是動力鍊上的硬轉折點）就需注意是否為第一級撕裂傷，因運動後痠痛通常是廣泛性整條肌肉都有且持續不超過24小時。另外也需注意是否為深層靜脈阻塞，在少喝水又長期不動（如搭長途飛機經濟艙去比賽的女性選手）的狀況下也容易發生。

第二，受傷恢復時在局部會有纖維化變硬，第二級以上撕裂傷會有凹陷，而硬塊與凹陷會產生新的硬轉折點、和附近組織摩擦度增高，導致此處收縮時動力鍊協調受影響。因此造成運動效率降低，如熱身較久、牽拉時僵硬感更明顯且不易去除、運動有滯澀感等。使用網球自我按摩後反向牽拉運動可減少此類狀況。

腿膝腳的常見急性疼痛

⑤踝扭傷

踝扭傷是各類運動最常見運動傷害之一，韌帶負責踝關節骨頭間的連接，當施以過多牽拉力則容易造成受傷。這種情況最常發生在腳踝內轉或外翻時。通常是腳著地時地面不平整、姿勢不對或額外力量施加到關節產生不自然扭轉所致，常傷及韌帶和腳踝肌腱影響各類行走運動甚至下床等簡單動作。

當腳踝扭傷時可能發生肌腱損傷、肌肉拉傷、或骨折而產生發炎。血管變得「易漏」，讓體液或血液滲漏到包圍關節的軟組織當中。負責炎症的白血球移動到此區、血流量增加於是產生：

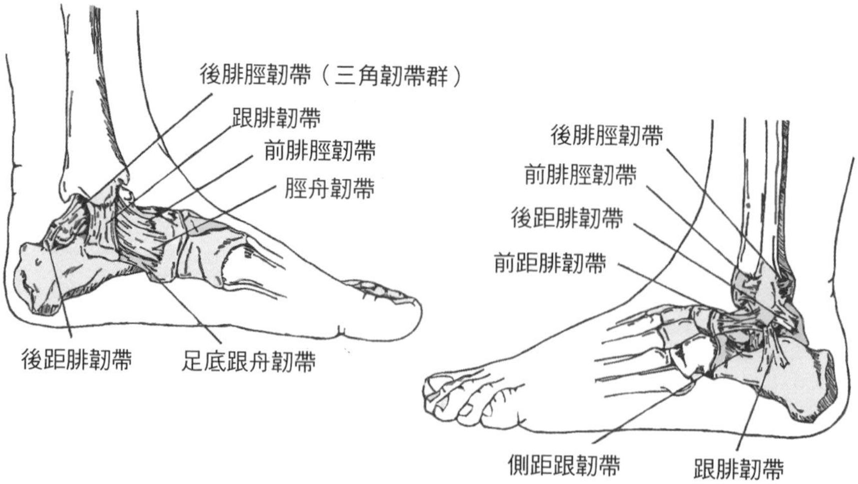

足踝內外側韌帶

組織液增加產生腫脹：有時腫脹很嚴重按壓後會有手指壓痕。

疼痛區神經較敏感：可能有疼痛和咻咻跳動感。按壓或步行、站立活動腳踝時會更痛且無法負重。

血流增加帶來更多發炎物質，導致發紅和發熱。

多數患者為跑步、跳躍運動著地時及上下樓梯不小心扭傷，籃球、網球、排球、羽球這類需側向跑動運動也常發生扭傷，運動中腳踝被其他人踩踏或踏到他人也會。第二次踝扭傷最常見原因，是先前扭傷未完全痊癒、未恢復正常運動模式前又扭傷。隨急性腳踝扭傷，外側韌帶慢性鬆弛會引起腳踝不穩定和反複受傷。約八成病患為內翻性扭傷（外側的距腓韌帶、後脛韌帶），其次是外翻性扭傷（踝內側三角韌帶），再來是前側高位的脛腓韌帶。約百分之二十的扭傷會合併其他傷害，如距骨頂或第五腳掌骨骨折、肌腱斷裂或脫位、腓神經拉傷、跟骨或距骨撕裂性骨折等。

踝扭傷自救方法與對策

急性受傷期：一旦懷疑韌帶損傷，應馬上以PRICE原則處理。並固定腳踝馬上就醫，冰涼敷和非類固醇類消炎劑塗抹服用可幫助減少急性發炎。

前期：抗炎止痛藥物，並使用枴杖支撐至腫脹疼痛消失。若懷疑斷裂，可接受肌力強化運動、增生修復注射治療或手術修補。

中期：在不痛範圍下做活動度訓練、肌肉強度與平衡訓練。

後期：肌力訓練、速度訓練，此時不應會疼痛。可做單腳跳，交叉跳或三級跳等。

大部分病患可在二～十二週內重新開始原運動，嚴重須手術者可能需八～十二個月復原。若韌帶損傷不治療，可能長期影響行走時正確姿勢與動力鍊，造成膝關節、髖關節與腰部連帶受影響，導致疼痛與不穩定，及膝蓋軟骨退化磨損導致骨性關節炎。

腿膝腳的常見急性疼痛

⑥前足痛

拇趾滑囊炎（Bunion）指大腳趾關節不正常外翻突起，關節突起處因摩擦造成滑液囊及軟組織的發炎及紅腫脹痛。此症最常見於扁平足選手，因足弓弧度不夠大造成大腳趾關節代償性外翻。長期站立、穿高跟尖頭鞋過度摩擦擠壓、或穿楦頭太窄的鞋子緊束過久都會造成第一腳趾關節摩擦。常見於跑步、田徑、籃排球等長期使用腳跑步的選手。治療方式包括穿平底鞋、避免過度久站及穿著尖頭高跟鞋，要注意鞋子楦頭寬度、選擇適當的鞋子，發炎處可使用非類固醇類消炎藥物塗貼可使用輔具如無頂鞋、矽膠趾部保護墊、或量腳特製的全接觸型鞋墊等。

莫頓氏趾包括大腳趾稍短造成第二趾看來較長、第一腳趾關節鬆動、及第二、三趾腳底有角質增厚等。這個合併扁平足容易造成足部運動時動力鍊從原本大腳趾偏移到第二趾，而造成足部旋轉軸心改變、小腿大腿旋轉角度增加、膝蓋內外側韌帶、臀部穩定肌與腰椎受衝擊力增加造成耗能增加容易累積微小性創傷。

莫頓神經瘤是前腳掌最常見的疼痛症。特點是前腳掌底的觸痛和燒灼痛，及兩腳趾間的疼痛與感覺異常。這類疼痛是由趾間神經周圍纖維化所引起。第三、四腳趾間神經最常受到影響，第二第三趾間也常見。患者常抱怨走路運動時覺得腳底踩到顆石頭。莫頓神經瘤常和長時間站立或行走有關、不合腳鞋子或鞋墊接觸不良會加重症狀，常和太緊窄趾鞋有關。或腳掌骨有壓力性骨折後癒合的骨痂附近也容易有纖維化壓迫趾間神經。從腳底往上按壓，或者用手掌擠壓腳掌會引發疼痛。

此症常因疼痛引起走路步態改變，同時引發滑囊炎與肌腱炎需一併處理。影響動力鍊而造成膝髕腰疼痛，可經由治療神經瘤並調整正確姿勢、使用足部輔具保護以防復發。

蹠痛症也是常見的前足疼痛，是蹠骨頭關節與附近韌帶因為長期磨損發炎造成疼痛。長跑、田徑、跆拳等選手容易有此症。特點是病患常感覺好像前足底好像踩到石頭或有異物。最常見在第二和第三蹠骨。通常加壓或長途跑步會造成疼痛產生，並且在足底可看到角質增厚（如胼胝），而此類病患會將重心移至第一腳趾底而造成左右搖擺輕重踏步的姿態（稱避痛步態）而影響運動的動力鍊。經常和莫頓神經瘤、種子骨發炎或壓力性骨折混淆需注意。

急性疼痛時可用冰涼敷或熱敷配合消炎藥膏塗抹，可使用中蹠墊矯正、避免太硬的鞋底墊、減少跑步運動量以及在不平路面上跑步運動、避免按摩推拿。

趾間肌肌痛症為趾間肌因長期抓握緊繃、壓力性骨折骨痂形成影響收縮順暢度、不當的牽拉伸展、扭傷等原因引起。扁平足或大腳趾內翻者因需維持足弓高度和足部穩定性，腳掌內的趾間肌通常會過度用力緊繃，造成行走跑步運動衝擊力累積於此發生肌痛症。

腿膝腳的常見急性疼痛

⑦中足痛

蹠跗關節是中足部的關節，由五個跗關節所組成。蹠跗韌帶是橫向連接中足各蹠骨的獨立韌帶，是足部第一線軸和第二線軸間的唯一支持。

中足疼痛經常是「墊腳尖時用力著地」或「前腳掌被卡住時從車上跌下」所引發，有時踝扭傷也會合併此類中足扭傷。例如籃排球、跳舞、跳高、跨欄、跆拳、自行車、馬術等。

蹠跗韌帶與關節損傷經常被誤診或不當處理，因為若同時有踝扭傷，疼痛訊號過大通常會遮蓋掉中足痛，而且踝關節腫痛無法走路也會讓中足扭傷症狀被忽略。臨床上可用上一節提到的抓握與按壓法檢查中足腳掌第一線軸與第二線軸間有無鬆動壓痛點，並且足部正側面X光可幫助判讀有無空隙增加（表示韌帶撕裂鬆動）或骨折等現象。

骰骨症候群：腳掌外側中間的骰骨因受傷導致半脫位，連帶引起附近骨膜、韌帶等軟組織發炎而引起極度疼痛。芭蕾、跳舞、排球、跳高、跑步等運動常見到此症。通常是由於輕微腳掌的內轉扭傷、腳掌外中部剛好用力踩踏到硬突起或輕微的足部外傷導致。穩定中足的韌帶若因為扭傷受損，也將導致整組腳掌骨鬆弛穩定度降低。

骰骨半脫位的患者，扭傷初期只有外側腳掌中部的疼痛淤青，此外並無其他明顯症狀，因此常被當作單純外踝扭傷。然而之後「恢復」時，某天在不平場地運動（如跑步）踩到突起物會突然劇痛，沒壓到就又相安無事，隨著骰骨附近韌帶鬆脫，外側中足疼痛越來越明顯，有時也會被誤認為壓力性骨折或足底筋膜炎而接受錯誤治療。此症的特點就是在外側腳掌中段，檢查者用大拇指用力往上掀按感到相同的疼痛。此類病患行走時由於擔心突發的疼痛，因此受傷腳都不敢用力踩踏，而形成墊腳尖、搖擺的避痛步態。這種偏移的重心與動力鍊，久了將導致更多部位如膝、髖、臀、腰甚至背部頸部的疼痛甚至關節炎。

副舟骨疼痛症與脛後肌腱炎：先前是反

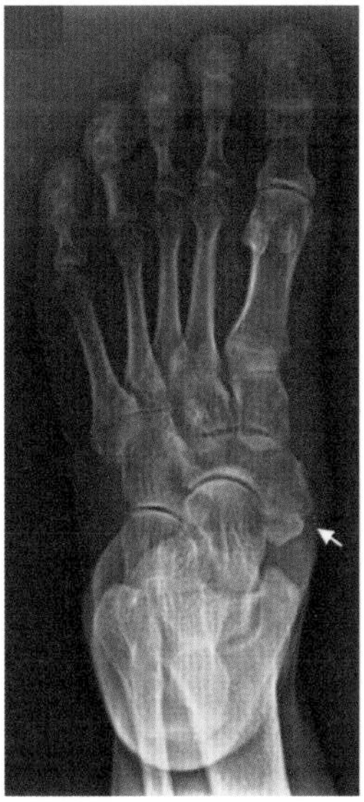

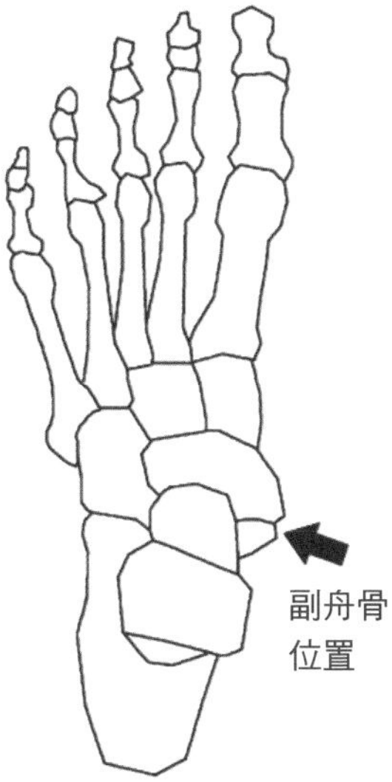

覆轉動腳掌、跳躍、跑步如籃排球、網球、羽球、跆拳等運動容易發生，近年由於越來越多人熱衷體適能與運動器材的高衝擊性有氧運動，造成足弓內側的附舟骨與脛後肌摩擦發炎機會增加。檢查可發現在腳掌內側中部有明顯壓痛點，跳躍跑步時會加重症狀，扁平足患者症狀會更早發生且更嚴重。有時會合併附近的脛後肌腱炎與脛後肌肌痛症（小腿內側下三分之一有激痛點）。

腿膝腳的常見急性疼痛

⑧前踝與後踝痛

夾擊症是因骨關節或軟組織異常，造成踝關節活動度受限。踝關節附近的滑膜或韌帶因受傷、感染、退化等原因造成反覆發炎刺激而增厚，會造成踝關節活動時夾擊，扭傷、撞擊、創傷等也會造成腳掌骨的水腫、骨膜受傷發炎而產生夾擊。經常發生在踝關節前面或後面，所以稱為前夾擊與後夾擊。常發生於足球、舉重、跆拳、籃球、體操等會快速彎曲踝部的運動。

前跗管症是深腓神經通過踝關節前被淺層筋膜壓迫產生，常見原因如直接受傷或壓迫、或者急速大力的腳背下彎（像踩油門姿勢、如墊腳尖蹲下或彎腰）。後跗管症是後脛神經受到壓迫（如骨折、脫臼、壓砸傷後軟組織腫脹）所致。

前踝與後踝痛自救方法與對策

此症的治療首重正確運動姿勢與動力鍊使用。反覆過度彎曲或伸直踝部容易造成附近軟組織發炎增厚造成夾擊，急性期宜遵照PRICE原則處理，對於反覆發炎可使用非類固醇消炎藥塗抹或服用、使用低能量雷射或電刺激幫助修復。嚴重者可考慮輕量類固醇注射配合軟組織增生修復注射高濃葡萄糖或玻尿酸等。

腿膝腳的常見急性疼痛 ⑨足底筋膜炎

後足常見疾患以足底筋膜炎最普遍，是足底筋膜過度拉扯或和跟骨摩擦發炎所造成的足後跟內側疼痛。足底筋膜炎的特徵是「早起痛苦的第一步」，在早上剛下床踏出第一步最痛，適度活動、行走或休息後便好轉，站久走久後疼痛又出現。過度使用（如長期站立、穿硬跟鞋）或不當使用（如經常赤足負重、受傷等）所引起，常見於跑步、舉重、體操、跆拳、劍道等運動。

脂肪墊症候群症狀類似足底筋膜炎，特點是「整天每步都會痛」。足跟脂肪墊因為受傷（如重擊）、不當治療（錯誤針刺推拿刮痧按摩）造成脂肪墊完整度遭破壞而萎縮，緩衝效果減少造成跟骨摩擦附近的足底筋膜而發炎。若未經正確診斷治療，久了可能出現跟骨骨刺等退化性變化。

踝管症候群除足底痛外還有足底內外側的麻刺痛，是脛神經經過足底踝管隧道時，由於受傷後組織腫脹發生夾擊所致。

後跟跟腱炎是壓力引發的疲勞性損傷，常見於跑步與跳躍運動（如籃球、排球、桌球、田徑），也好發於中年人，與肌腱退化性纖維化使延展度、硬度變差有關，穿著不當鞋具、突然改變運動或鍛鍊方式、缺乏熱身也可能惡化跟腱問題。主要症狀為活動時後跟疼痛、局部有明顯壓痛點，休息可緩解，穿硬跟鞋子會更痛，通常早上最明顯，而糖尿病患者很容易有此併發症。反覆發炎未完全修復下又強行運動牽拉可能造成跟腱斷裂。

由於衝擊多半為附近滑囊吸收，因此也常合併跟後滑囊炎。滑囊炎患者除了有前面症狀外，腳跟常會發現紅腫脹痛和軟狀突起，穿硬跟鞋會痛。

足底筋膜炎自救方法與對策

足底筋膜炎急性期可冰敷腳跟，加上按摩腳掌中心的足底筋膜，找到蹠骨附近的中點，再以兩手用力往足背方向抓握，可以紓緩疼痛。

足底筋膜炎的診斷，有賴病史詢問與身體理學檢查，X光可檢查有無骨刺或骨折，軟組織超音波與神經傳導檢查有助排除踝管症候群、脂肪墊症候群等其他疾病。急性發作期可用PRICE原則處理，之後採用超音波、經皮電刺激、低能量雷射、震波與交替式水療。可用非類固醇類抗炎劑塗抹或服用。對久未痊癒患者可局部注射微量類固醇，脂肪墊萎縮者可用軟組織增生治療撐起足底塌陷空間，對踝管症候群患者可使用神經增生療法，或軟組織剝離法將受壓迫神經和周圍沾黏組織解套。

發炎時最好不要按摩推拿刮痧，以免足底脂肪墊受損或造成脛神經夾擊。若腳跟疼痛長時間沒改善，須考慮跟骨缺血性壞死。平時盡量穿平底鞋，少穿高跟鞋，避免久站、赤腳走路。使用足底或中足矽膠護墊以增加足弓支撐力與緩衝，練習足底穩定肌群的強化運動。

後跟跟腱炎治療首重避免繼續傷害與恢復延展性。老化退化的跟腱硬度高、容易因反覆摩擦而再次發炎，治療時要著重恢復肌腱延展性，正確的牽拉伸展。急性期可使用PRICE原則處理，其他復健儀器與運動治療與足底筋膜炎的治療相似。

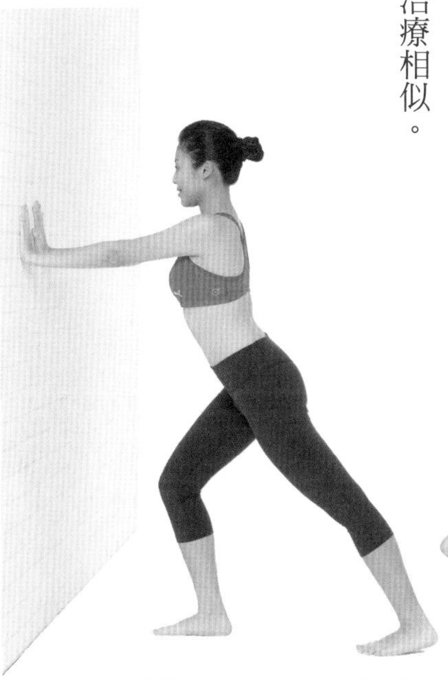

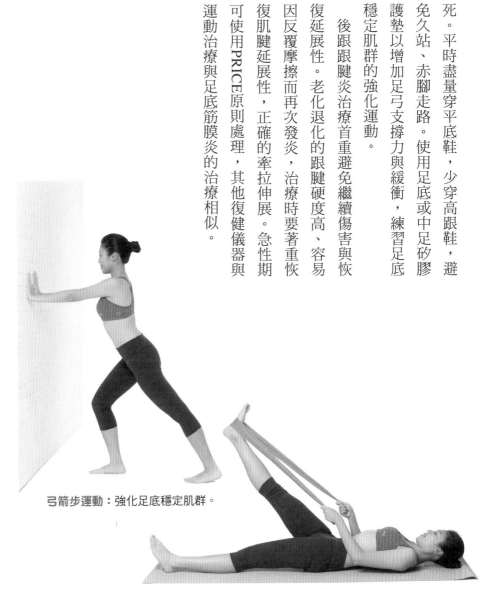

弓箭步運動：強化足底穩定肌群。

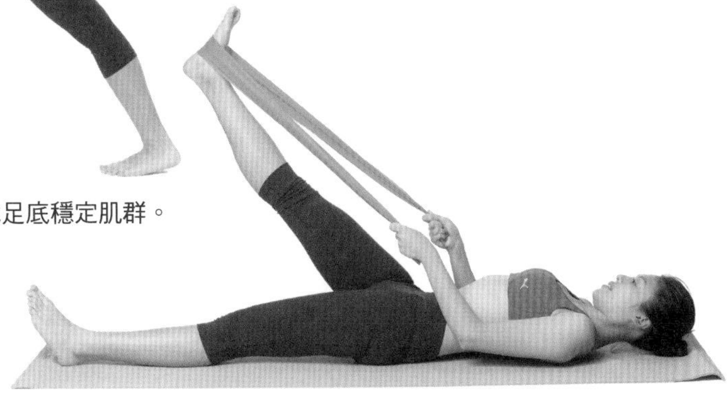

抬腿運動：伸展牽拉小腿肌群。

第二部

部位別強化復健運動

頭部・頸部強化復健運動

頭頸部屈肌群

＊什麼時候該鍛鍊：頸部後仰容易感到疼痛，出現直頸的情況，出現頭痛症狀，出現落枕與頸部扭傷症狀時
＊哪裡會感到疼痛：額頭、頭頂、耳部、下顎
＊伸展按摩何處來改善：頭頸部屈肌群（胸鎖乳突肌、前斜角肌）

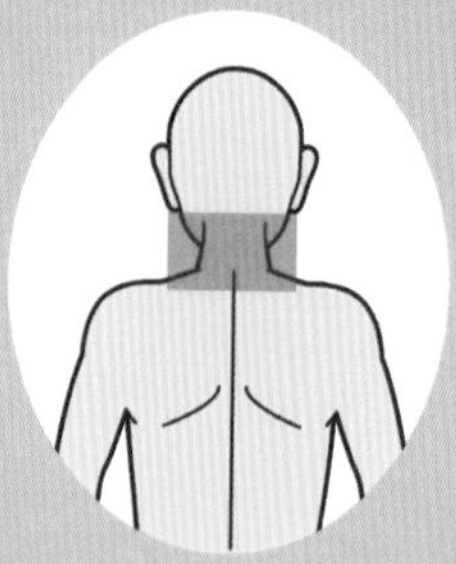

基本操
★

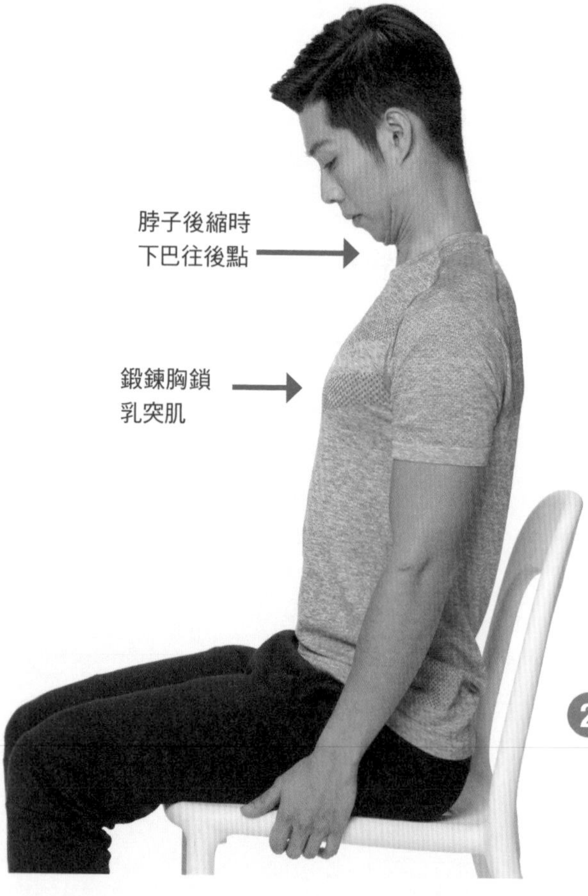

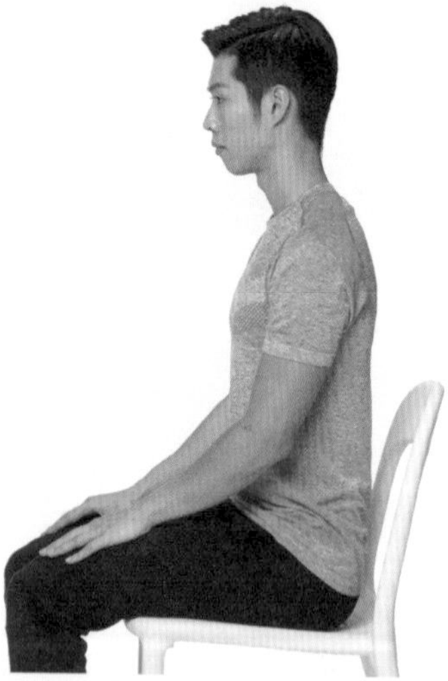

1 坐在椅子上，挺直背部。

2 頸部往前傾，收下巴。維持此姿勢5-10秒，上背部不要彎曲。

進階操
★★

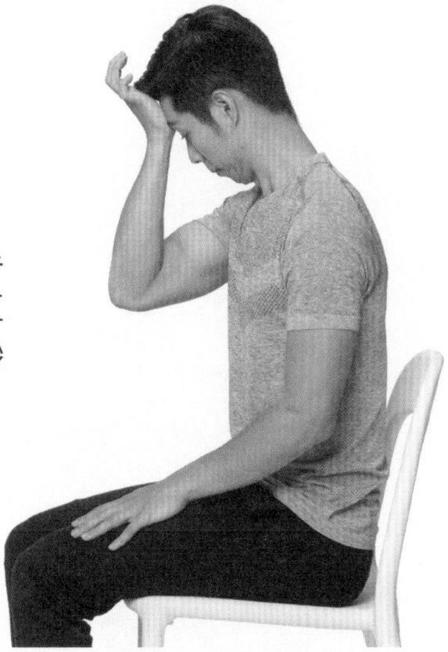

1 坐在椅子上，挺直背部。

頸部往前傾，收下巴，以右手支撐住前額，有如手和頭部互推的姿勢。維持此姿勢5-10秒後放鬆。

進階操
★★★

使用彈力帶強化訓練

1 坐在椅子上，挺直背部，並將彈力帶纏繞於額頭前。

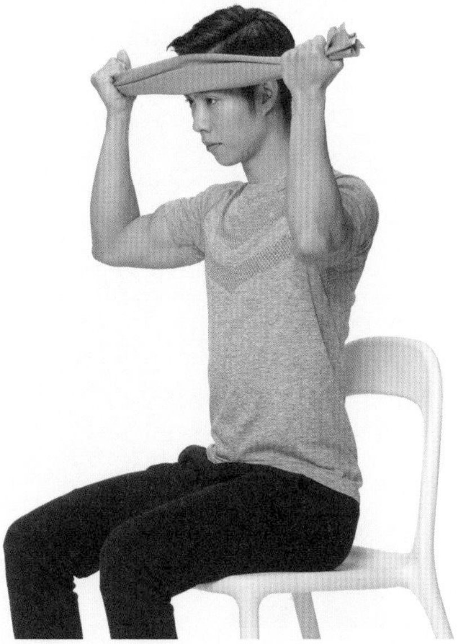

2 固定手肘位置，頸部往前傾，收下巴，注意軀幹不要彎曲。維持此姿勢5-10秒。

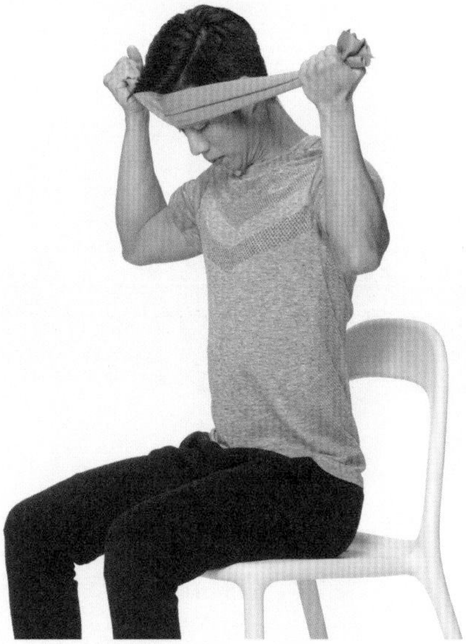

頭部．頸部強化復健運動

伸肌群

＊什麼時候該鍛鍊：頸部後仰容易感到疼痛，出現直頸的情況，出現頭痛症狀，出現落枕與頸部扭傷症狀時
＊哪裡會感到疼痛：額頭、頭頂、耳部、下顎
＊伸展按摩何處來改善：肩頸部屈肌群

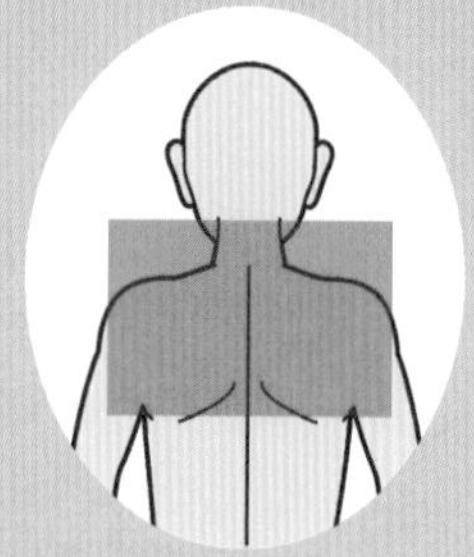

基本操
★

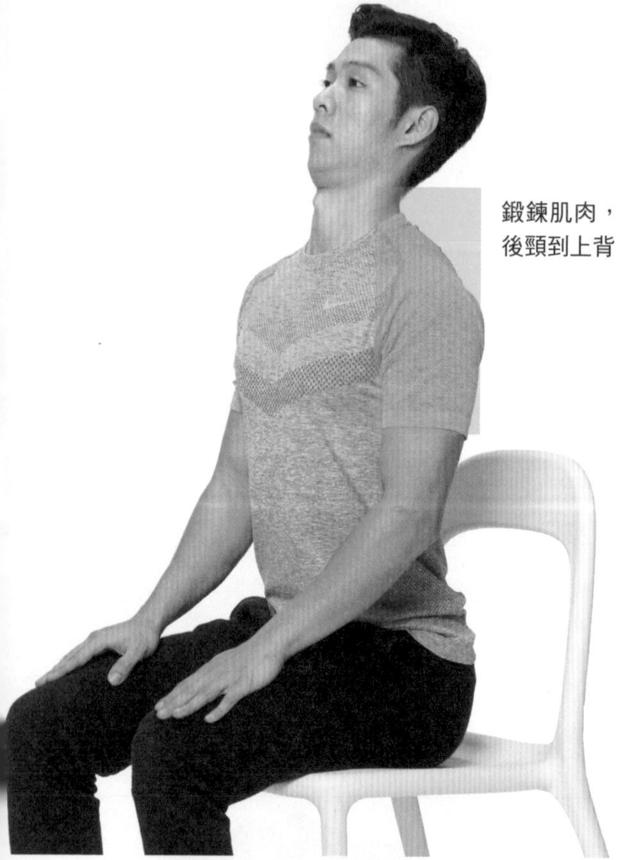

1 坐在椅子上，挺直背部。

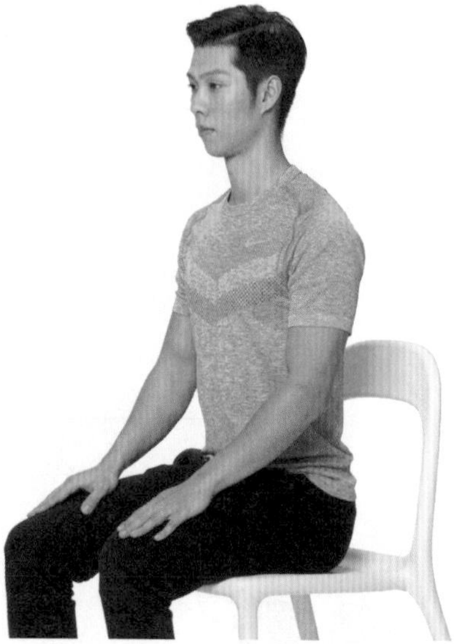

2 只有頸部慢慢往後仰，並抬起下巴，維持此姿勢5-10秒後放鬆，軀幹不要彎曲。

進階操
★★

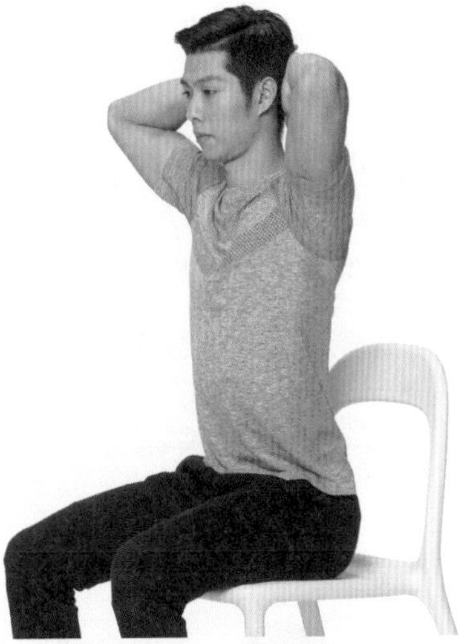

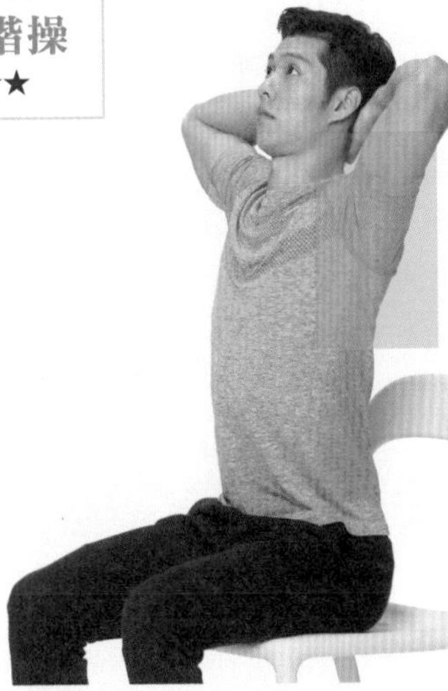

1 雙手抱頭坐在椅子上，挺直背部。

2 手壓住頭部，頸部往後仰，維持此姿勢5-10秒後放鬆。

進階操
★★★

使用彈力帶強化訓練

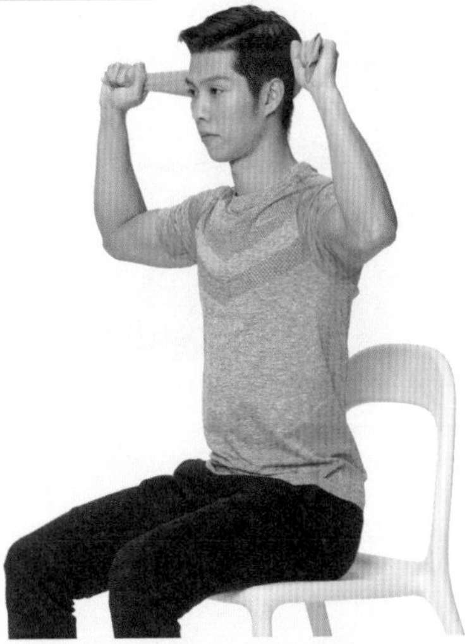

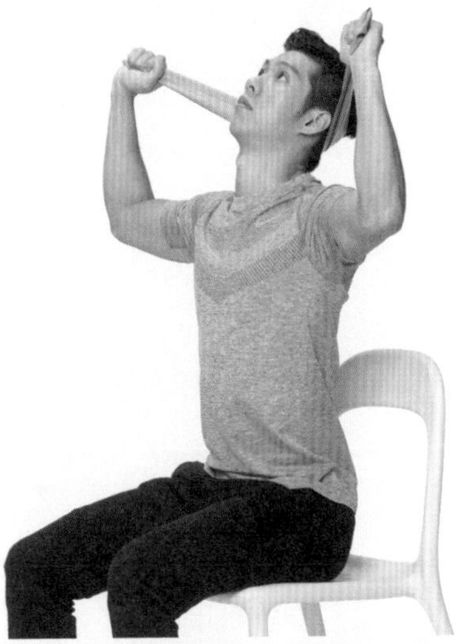

1 坐在椅子上，挺直背部，並將彈力帶纏繞貼近於枕部（後腦勺）。

2 固定手肘位置，再將頸部向後仰，注意軀幹不要彎曲。維持此姿勢5-10秒後恢復原姿勢。

頭部・頸部強化復健運動

外側屈肌群

＊什麼時候該鍛鍊：頸部傾向側邊容易感到疼痛，出現落枕與頸部扭傷症狀時

＊哪裡會感到疼痛：頭部、後頸、下顎、耳部、肩膀、背部、胸部、手臂、手

＊伸展按摩何處來改善：相反側的外側屈伸肌

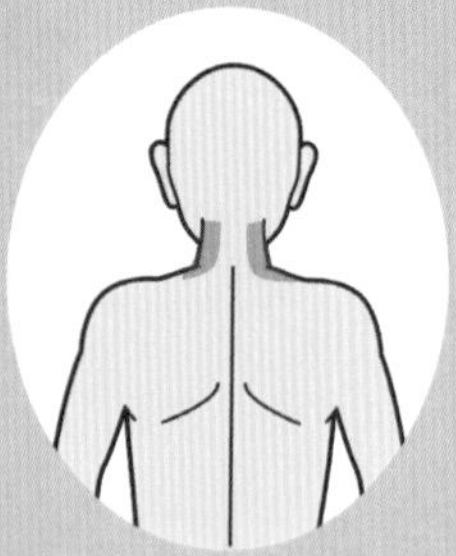

基本操 ★

❶ 坐在椅子上，挺直背部。

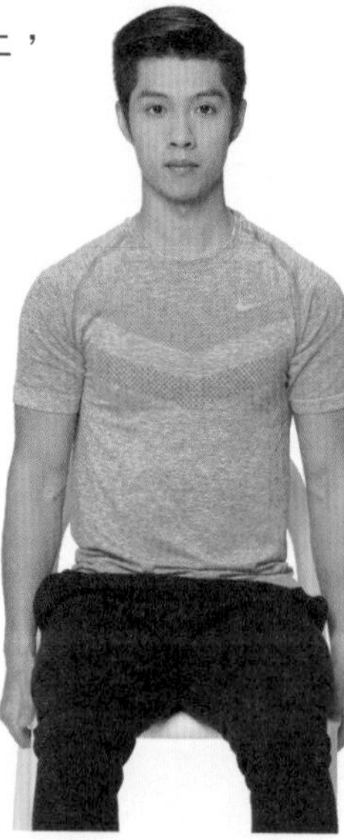

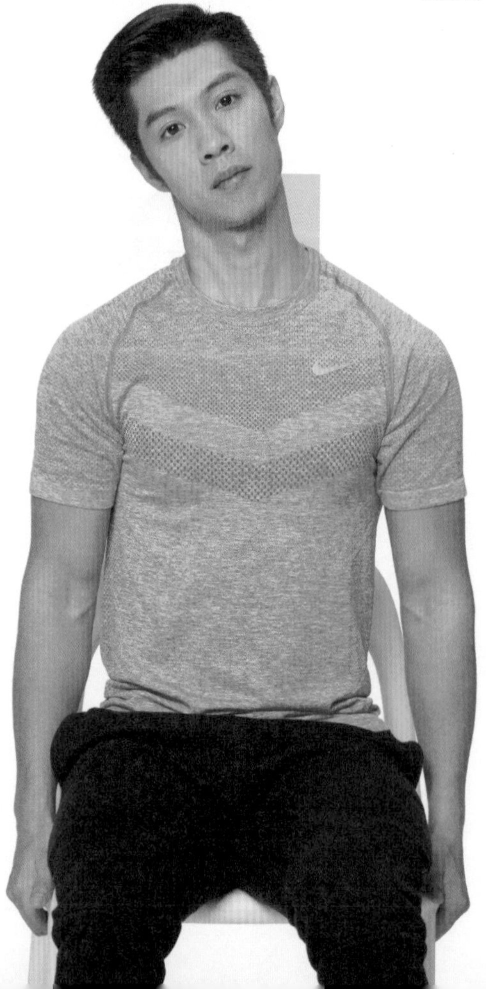

❷ 只有頸部慢慢側向右邊，維持此姿勢5-10秒。然後換邊重覆此動作。

進階操
★★

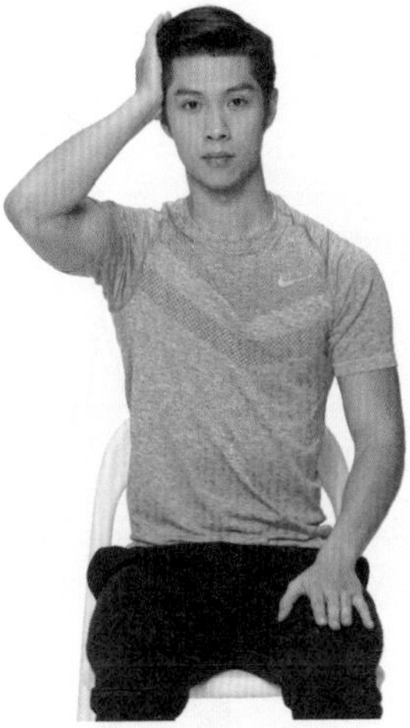

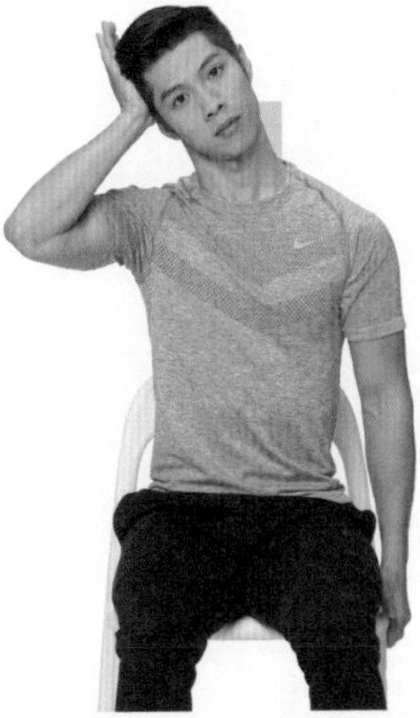

1 坐在椅子上，挺直背部，頭朝正前方，右手放置於右側頭部。

2 手壓向頭部，頸部也往右側倒，頭手互推，用力，維持此姿勢5-10秒後放鬆。然後換邊重覆此動作。

進階操
★★★

使用彈力帶強化訓練

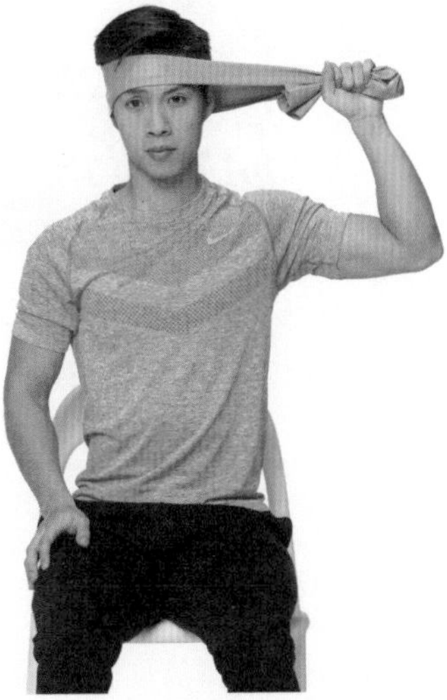

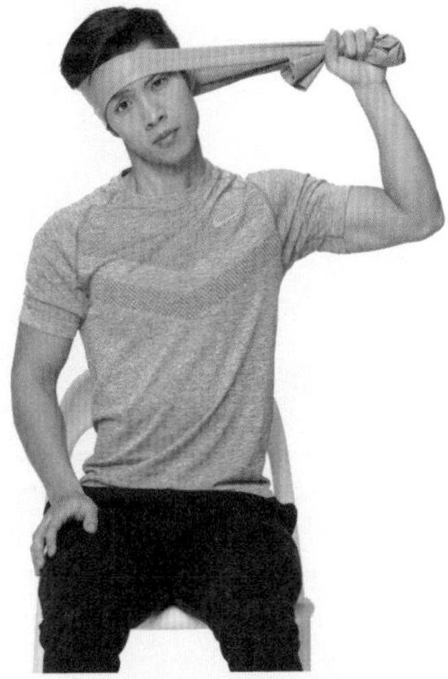

1 坐在椅子上，挺直背部，並將彈力帶纏繞於頭部，以左手固定彈力帶。

2 固定手的位置，再將頭部往右側傾， 注意軀幹不要彎曲。維持此姿勢5-10秒後放鬆。 然後換邊重覆此動作。

头部 · 頸部強化復健運動

旋轉肌群

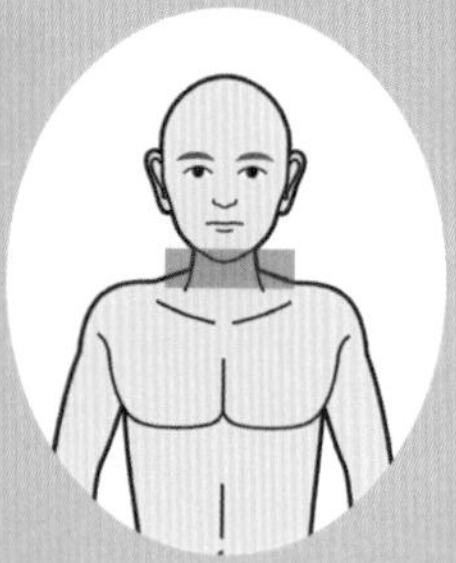

* * 什麼時候該鍛鍊：轉頭向後時容易感到疼痛，出現落枕與頸部扭傷症狀時，看電腦或電視而長時間朝向同一方向
* * 哪裡會感到疼痛：頭部、下顎、耳部、肩膀、背部
* * 伸展按摩何處來改善：相反側的旋轉肌群

基本操
★

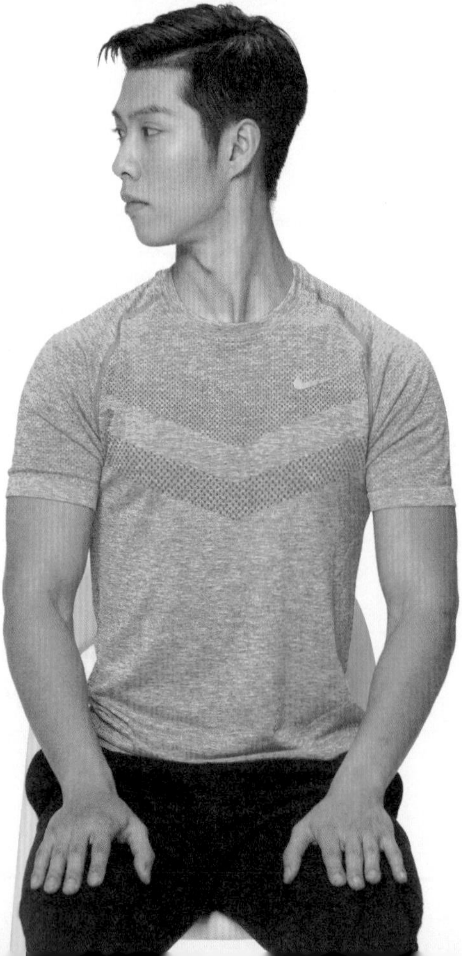

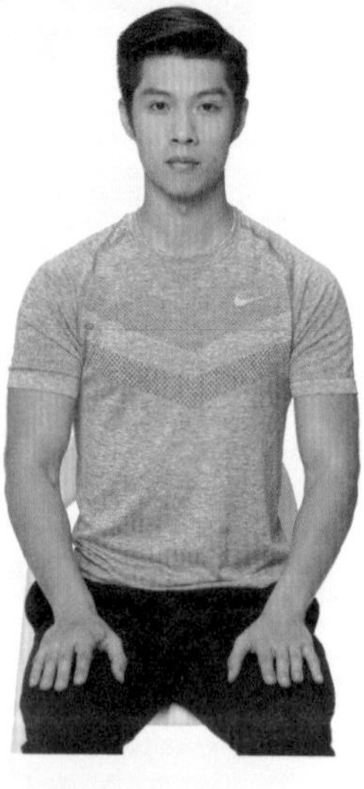

1 坐在椅子上，挺直背部。

2 只有頭部慢慢側向右邊，維持此姿勢5-10秒後放鬆。然後換邊重覆此動作。

進階操
★★

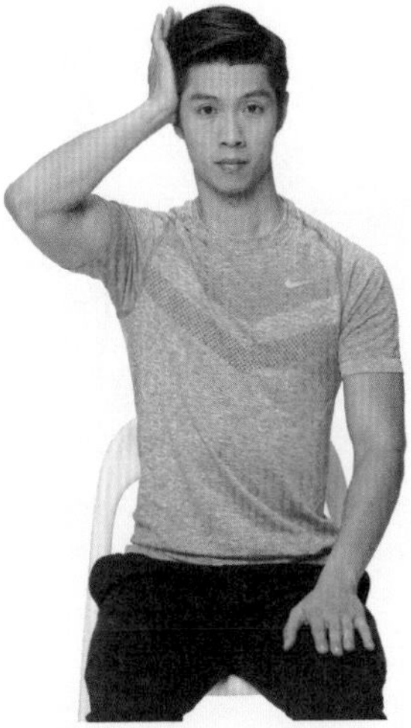

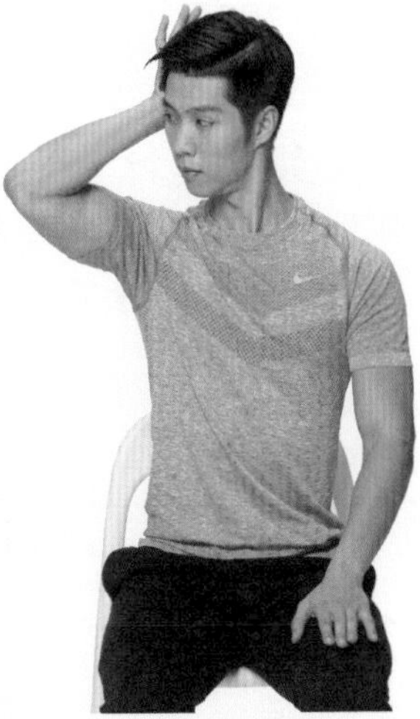

1 坐在椅子上，挺直背部，頭朝正前方，右手放置於右側頭部。

2 手壓向頭部，頭部也往右側轉，眼睛看斜右前方，維持此姿勢5-10秒後放鬆。然後換邊重覆此動作。

進階操
★★★

使用彈力帶強化訓練

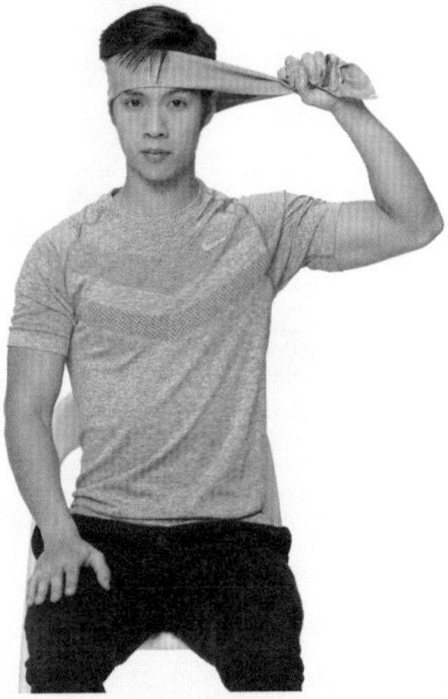

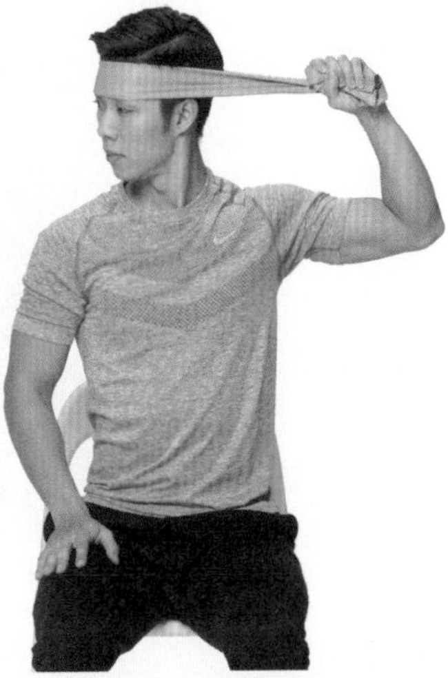

1 坐在椅子上，挺直背部，並將彈力帶纏繞於頭部，以左手固定彈力帶，手稍稍位在耳朵後方。

2 固定手的位置，再將頭部轉向右側傾，注意軀幹不要跟著轉。維持此姿勢5-10秒後放鬆。然後換邊重覆此動作。

屈肌群

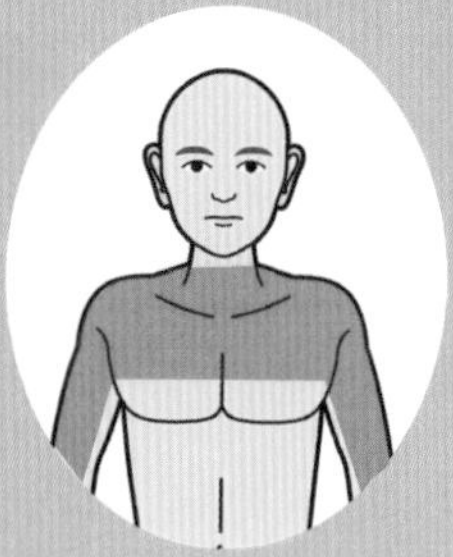

＊什麼時候該鍛鍊：手臂拉向後側時易感到疼痛，患有五十肩，或是手無法彎曲至背後穿內衣、抓癢時

＊哪裡會感到疼痛：肩關節、肩胛間、手臂、手部、側腹

＊伸展按摩何處來改善：肩關節的伸肌群（三角肌、闊背肌、大圓肌）

基本操
★

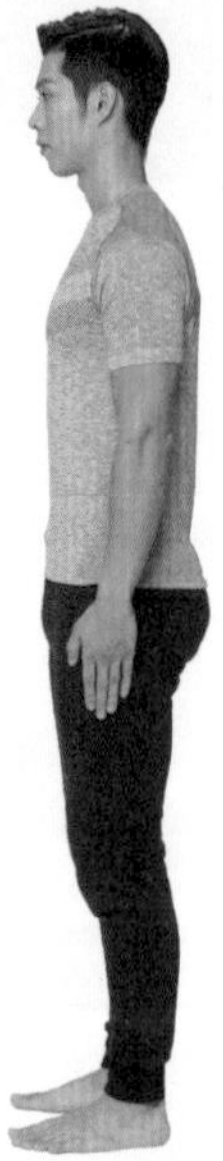

1 站立於牆壁前，距離牆壁約50公分。

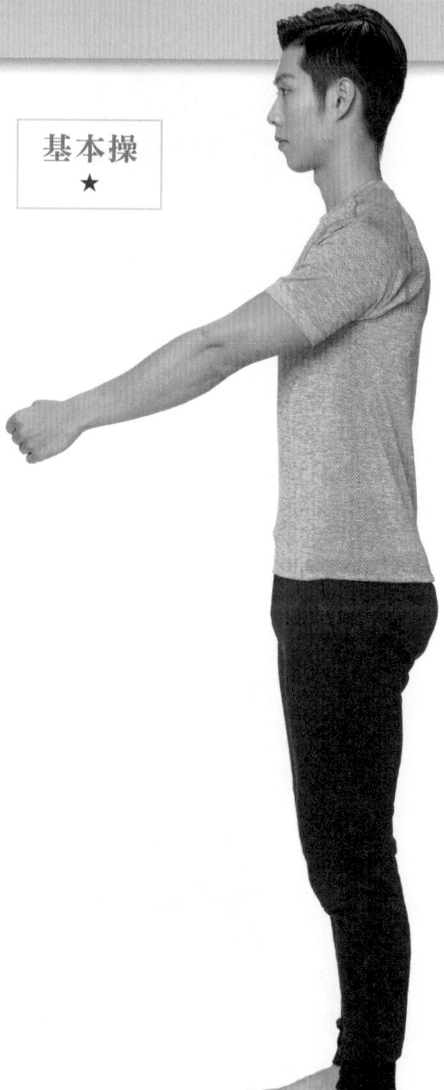

2 伸直手肘，左手往上伸至胸口正前方，抵住牆壁，維持此姿勢5-10秒後放鬆。然後換邊重覆此動作。

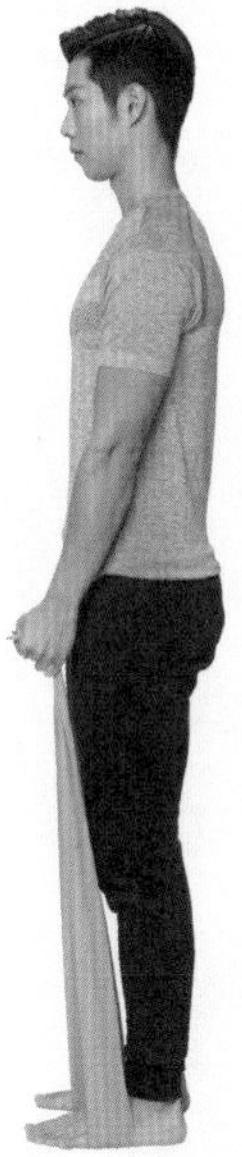

進階操
★★

使用彈力帶強化訓練（站姿）

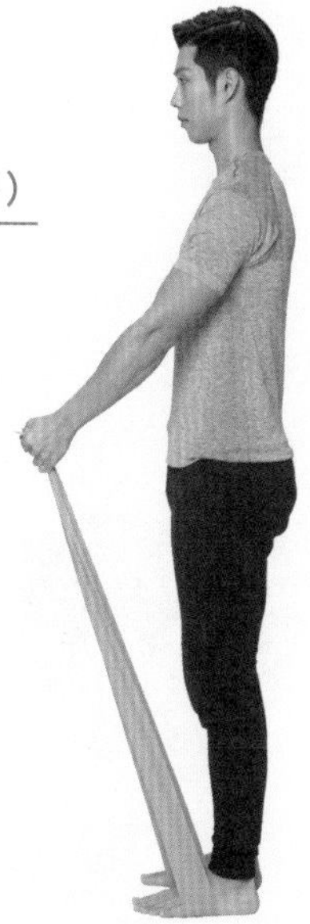

1 以腳踩住彈力帶固定住，並挺直背部。左手將彈力帶拉至約肚臍的高度。

2 手臂慢慢往上抬高到與肚臍同高，維持此姿勢5-10秒。然後換邊重覆此動作，並注意手肘要伸直。

進階操
★★★

使用彈力帶強化訓練（坐姿）

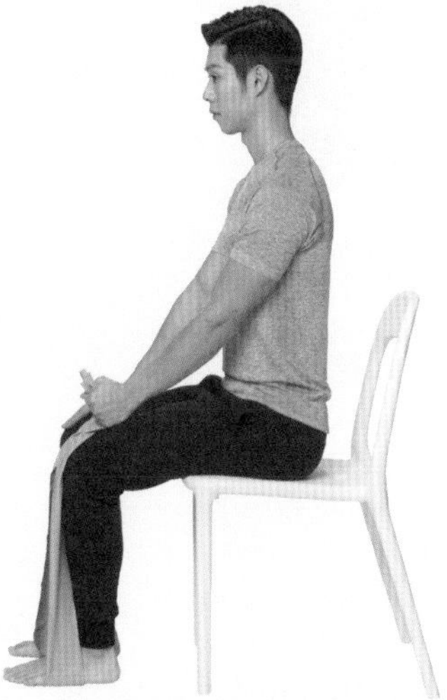

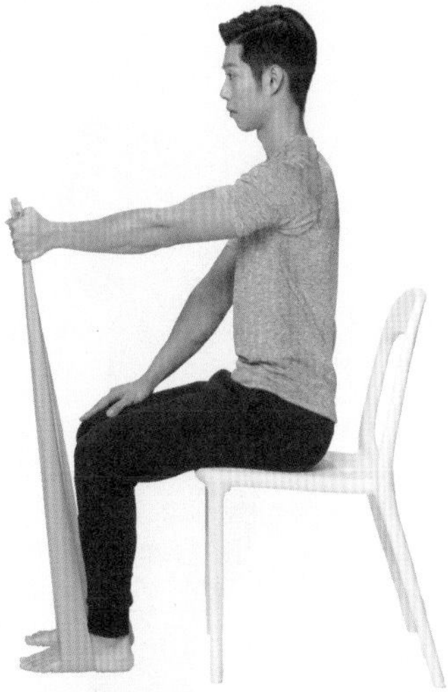

1 採坐姿並挺直背部，以腳踩住彈力帶固定住，避免鬆脫。

2 手臂慢慢往上抬高到與肩同高，維持此姿勢5-10秒後放鬆。然後換邊重覆此動作，並注意手肘要伸直。

肩部．上背強化復健運動

伸肌群

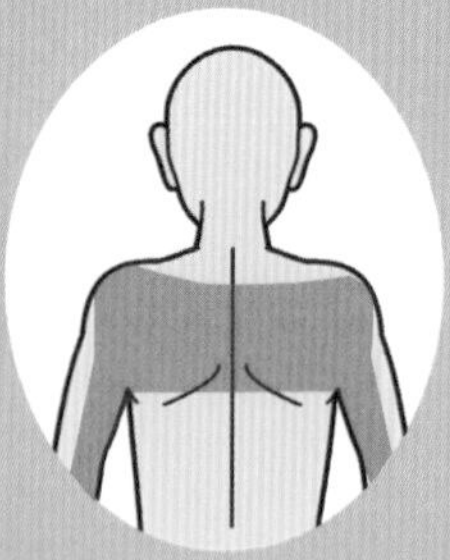

＊什麼時候該鍛鍊：手臂上提至前方時易感到疼痛，或者打網球、羽球時手臂高舉過頭會覺得痛
＊哪裡會感到疼痛：肩膀前方、前胸、手臂前方、手部
＊伸展按摩何處來改善：肩關節的伸肌群（三角肌、胸大肌）

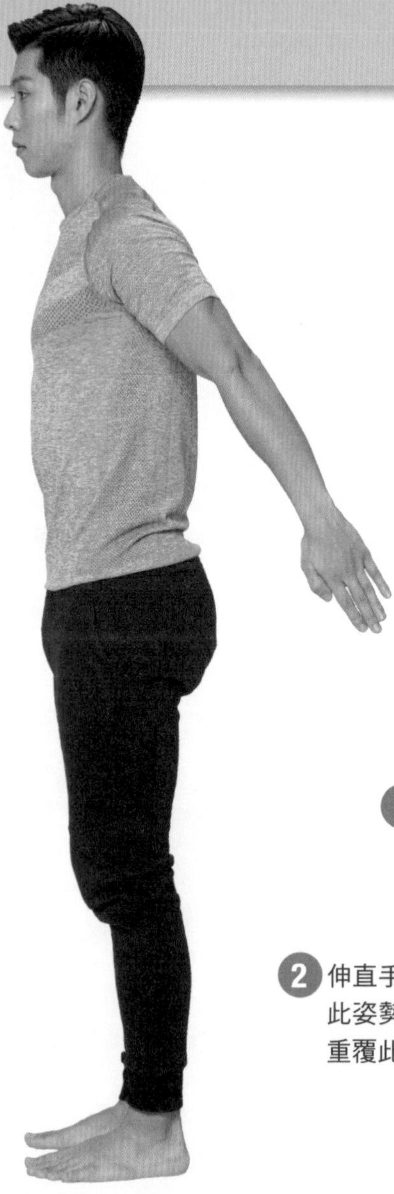

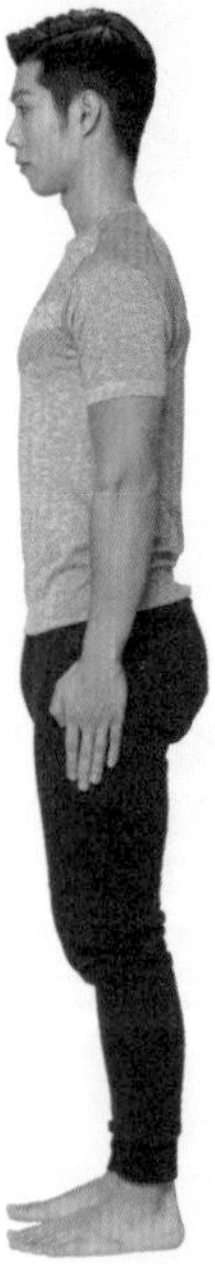

基本操
★

1 採取站姿，伸直手臂。

2 伸直手肘，將左臂往後拉，維持此姿勢5-10秒後放鬆。然後換邊重覆此動作。

進階操
★★

1 背對牆壁站立，距離牆壁約50公分。接著手握拳，伸直手肘將左臂往後拉，至抵住牆壁，維持此姿勢5-10秒後放鬆。然後換邊重覆此動作。

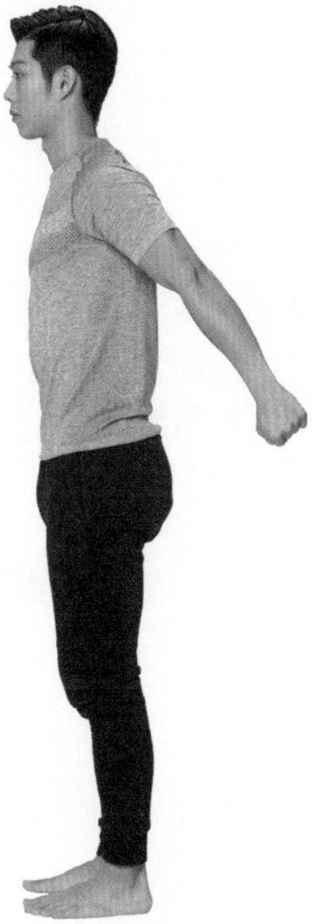

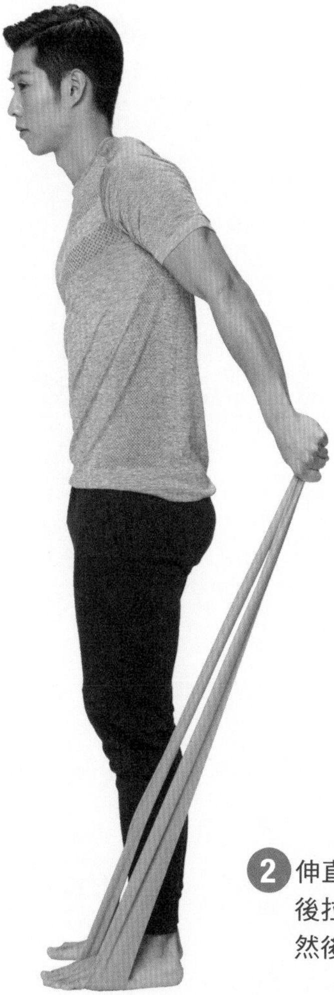

進階操
★★★

使用彈力帶強化訓練

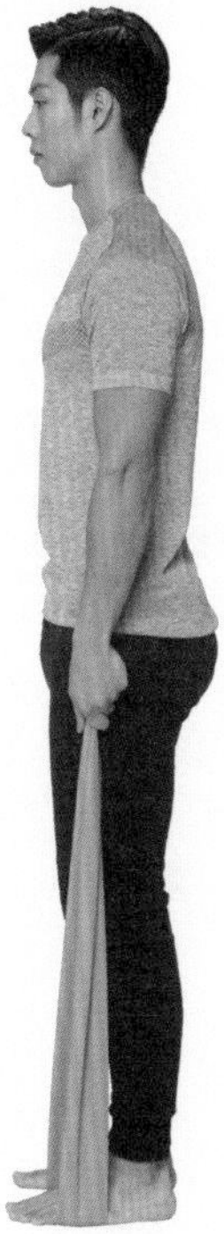

1 以腳踩住彈力帶固定住，身體稍微往前彎，背保持打直。

2 伸直手肘，手抓住彈力帶將左臂往後拉，維持此姿勢5-10秒後放鬆。然後換邊重覆此動作。

肩部・上背強化復健運動

外展肌群

* ＊什麼時候該鍛鍊：水平方向拉上拉門或者拿高處的東西時會覺得痛、習慣性駝背、罹患五十肩
* ＊哪裡會感到疼痛：肩關節、肩胛間、前胸、手臂、手部
* ＊伸展按摩何處來改善：肩關節的內收肌群（胸大肌、大圓肌、闊背肌）

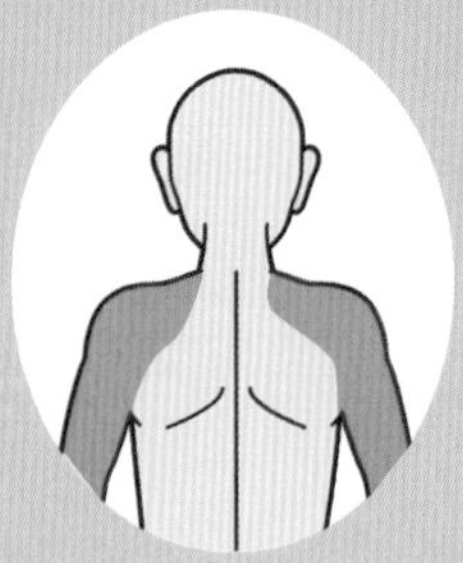

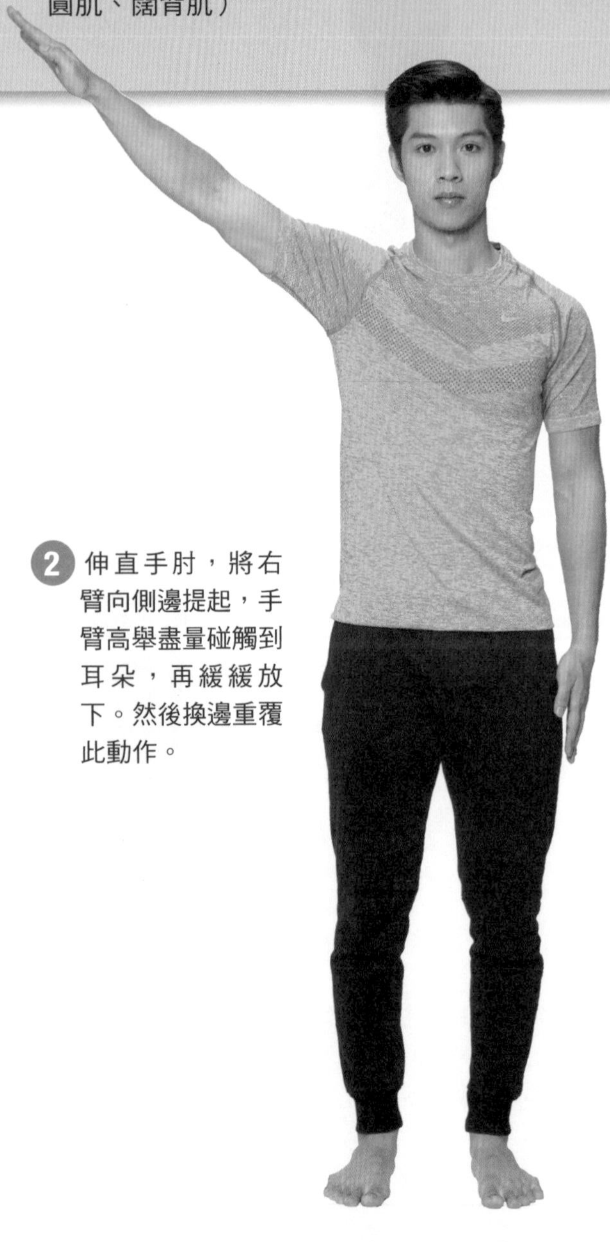

❷ 伸直手肘，將右臂向側邊提起，手臂高舉盡量碰觸到耳朵，再緩緩放下。然後換邊重覆此動作。

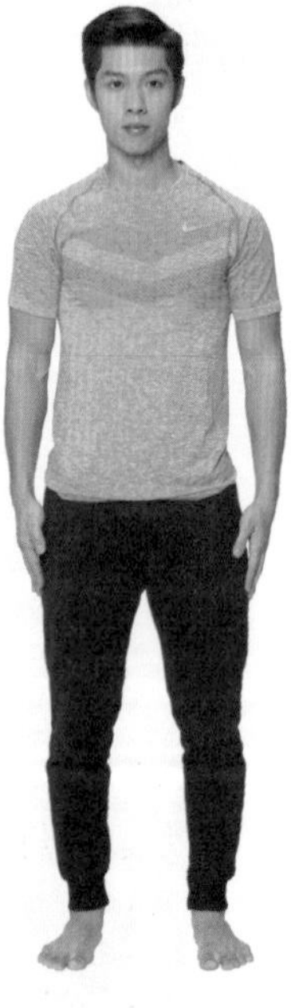

❶ 採取站姿，伸直手臂。

基本操
★

進階操
★★

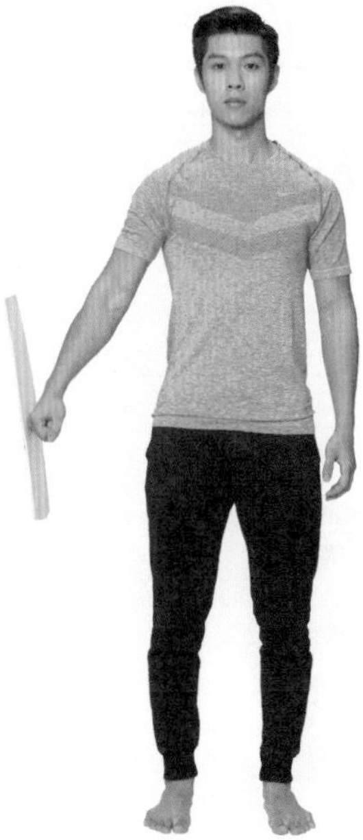

1 靠近牆壁站立，距離牆壁約50公分。接著手握拳，伸直手肘將右臂向側邊提起，至抵住牆壁。手臂提起約15度時，可加強鍛鍊棘上肌。

2 繼續1的動作，手臂提起約60度時，可加強鍛鍊三角肌。放下後，再換邊進行相同動作。

進階操
★★★

使用彈力帶強化訓練

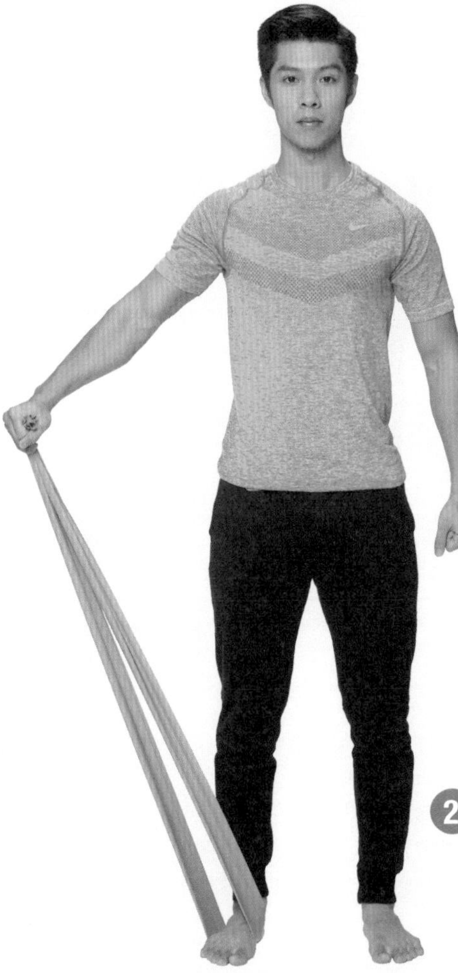

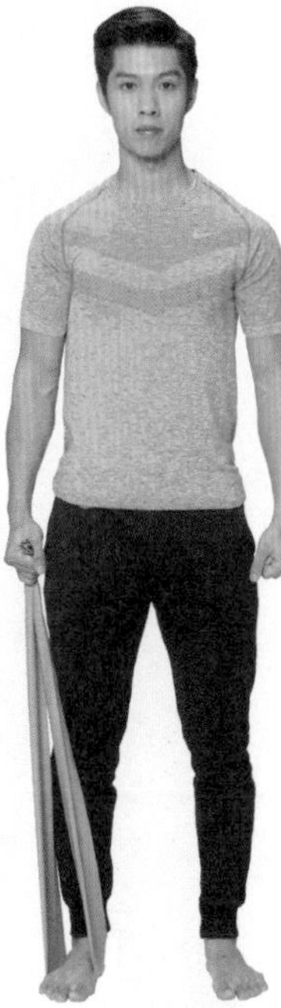

1 採取站姿，以腳踩住彈力帶固定住，背保持打直。

2 伸直手肘，右手抓住彈力帶將臂往水平方向外展，至與肩同高處。然後換邊重覆此動作。注意手肘不要彎曲，軀幹不要歪斜。

肩部・上背強化復健運動

內收肌群

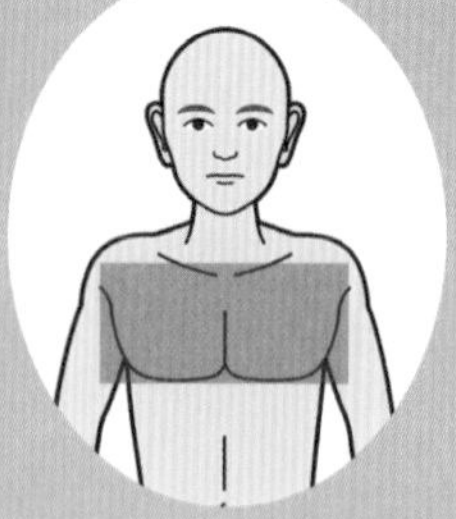

＊什麼時候該鍛鍊：手臂向側邊提起或者拿高處的東西時會覺得疼痛、罹患五十肩

＊哪裡會感到疼痛：肩背部、肩膀、手臂、手部

＊伸展按摩何處來改善：肩關節的外展肌群（三角肌、棘上肌）

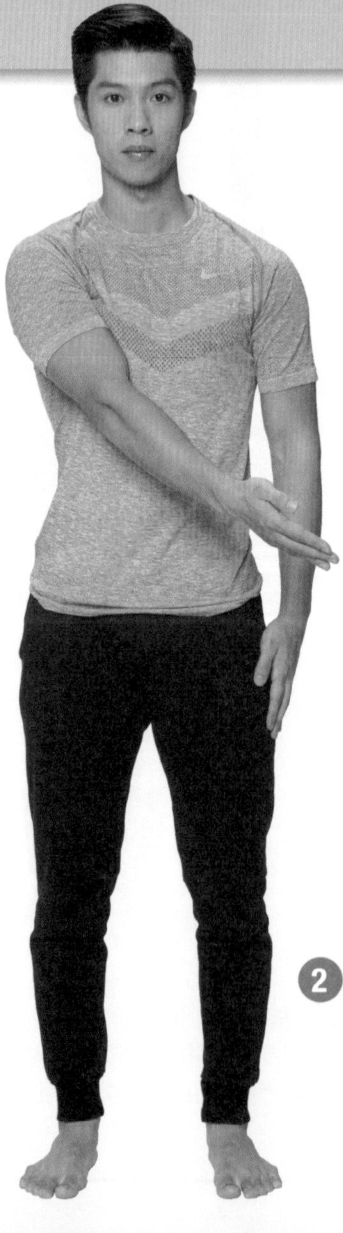

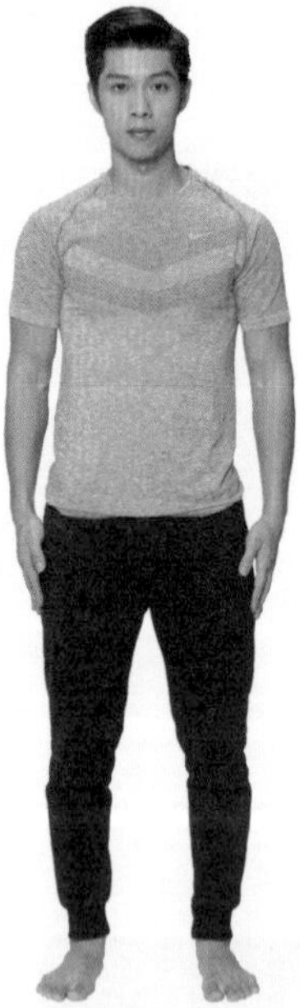

基本操
★

1 採取站姿，伸直手臂。

2 伸直手肘，並將右臂稍微往前伸，再伸向身體內側。如果受到胸部與腹部擋住而無法順利往內伸，可先將肩膀往前轉動30度再移動手臂。

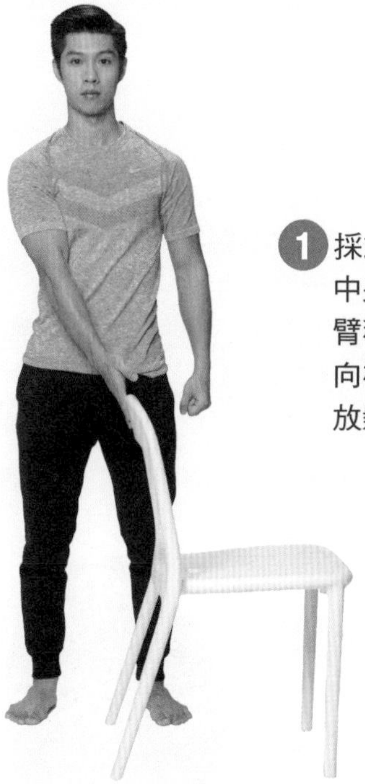

進階操
★★

1 採站姿，將背置於身體正中央。伸直手肘，並將右臂稍微往前伸，再輕輕壓向椅背後側，推5-10秒後放鬆。

進階操
★★★

使用彈力帶強化訓練

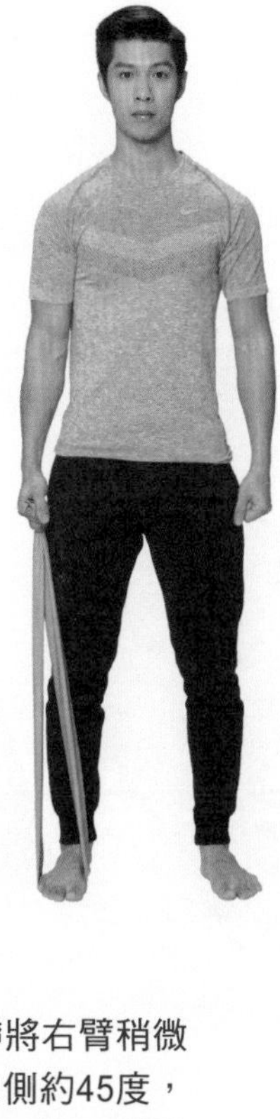

1 採取站姿，以腳踩住彈力帶固定住，背保持打直。

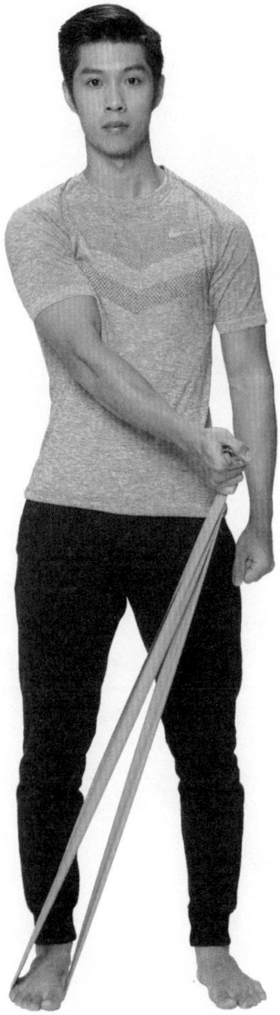

2 伸直手肘，並拉彈力帶將右臂稍微往前伸，再伸向身體內側約45度，停5-10秒後放鬆。注意外肘不要彎曲，軀幹不要歪斜。

肩部・上背強化復健運動

外旋肌群

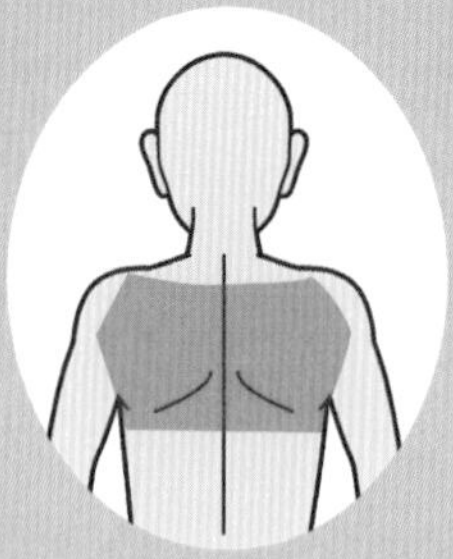

* ＊什麼時候該鍛鍊：手觸摸另一側肩膀時易覺得疼痛、罹患五十肩、肌腱有障礙、投球等動作不順
* ＊哪裡會感到疼痛：肩膀、手臂、手腕
* ＊伸展按摩何處來改善：肩關節的內旋肌群（肩胛下肌、大圓肌）

基本操
★

1 採取坐姿，夾緊腋下，手肘彎曲90度。

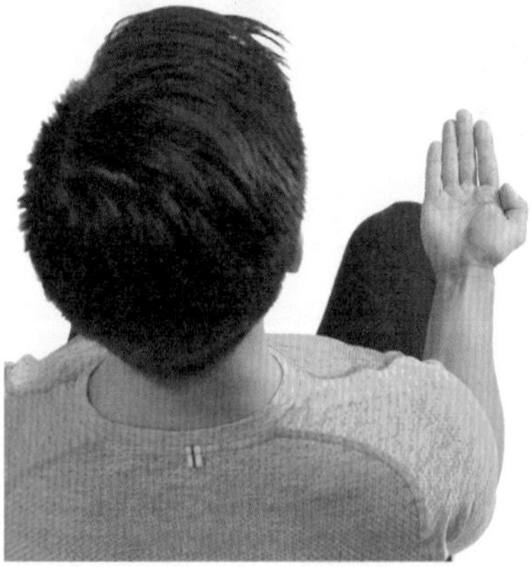

2 保持夾緊腋下，前臂則向外側展開。

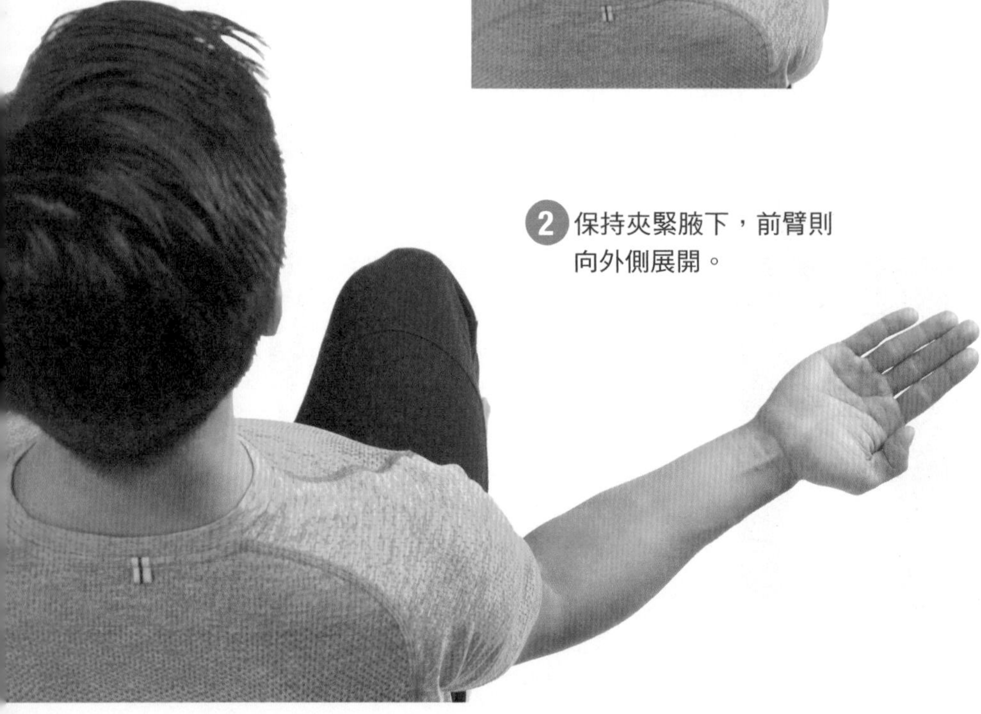

進階操
★★

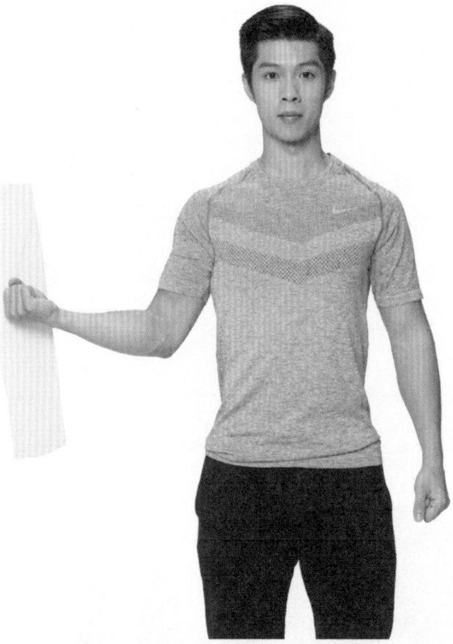

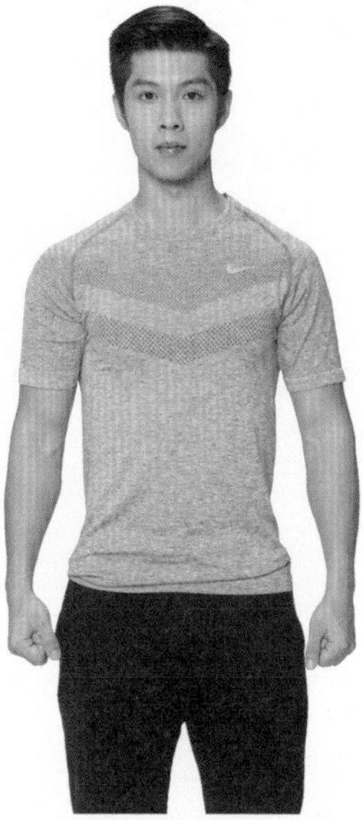

❶ 採站姿，站立於距牆壁約50公分處。

❷ 夾緊腋下，前臂則向外側展開，至抵住牆壁，撐5-10秒後放鬆。

進階操
★★★

使用彈力帶強化訓練

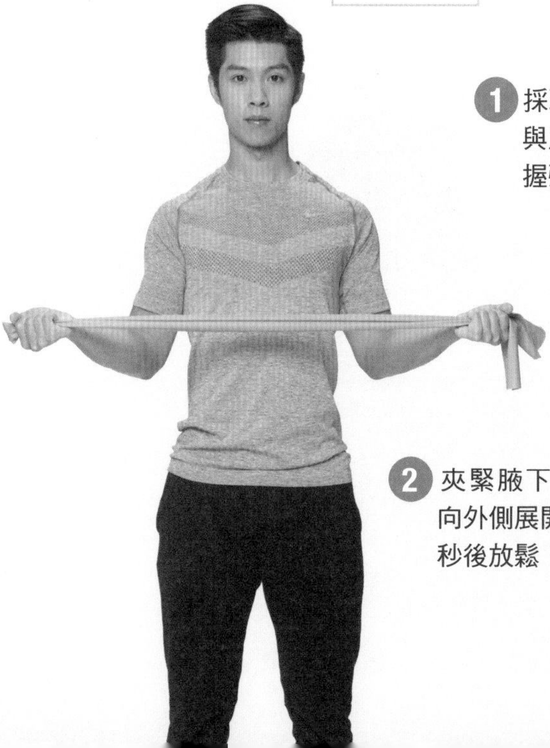

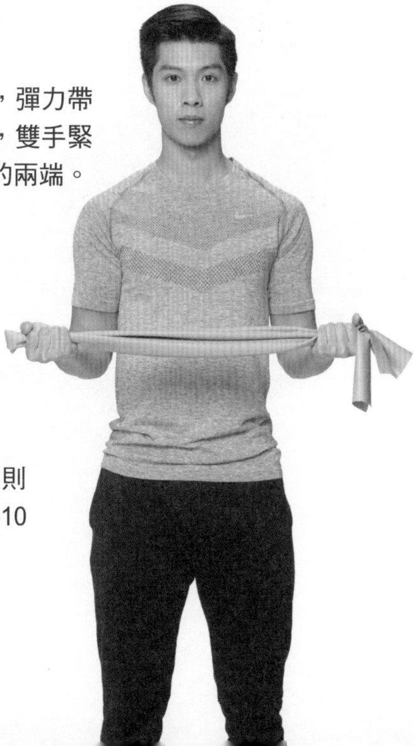

❶ 採取站姿，彈力帶與肩同寬，雙手緊握彈力帶的兩端。

❷ 夾緊腋下，雙手則向外側展開，撐5-10秒後放鬆 。

肩部・上背強化復健運動

內旋肌群

＊什麼時候該鍛鍊：罹患五十肩、高舉手臂有障礙
＊哪裡會感到疼痛：肩膀、手臂、手部、肩胛間
＊伸展按摩何處來改善：肩關節的外旋肌群（棘下肌、小圓肌）

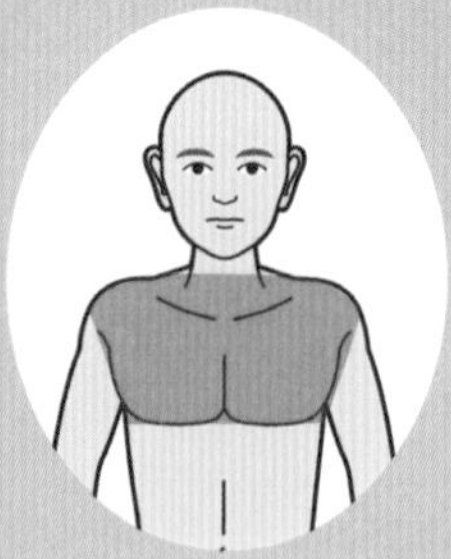

基本操
★

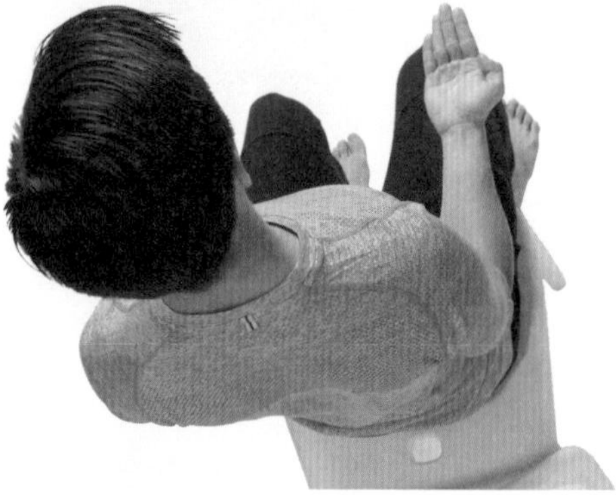

1 採取坐姿，夾緊腋下，手肘彎曲90度。

2 保持夾緊腋下，前臂則收向內側。

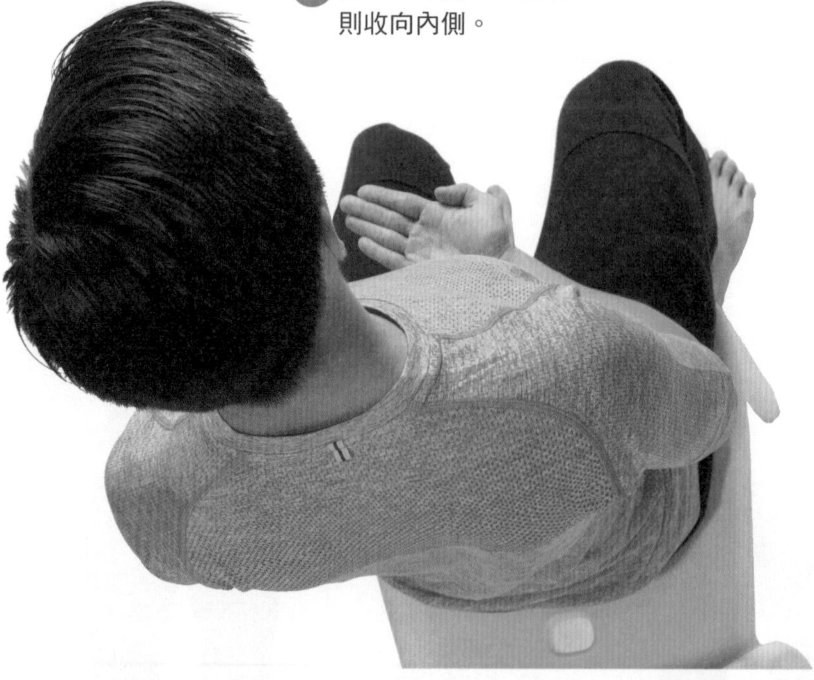

進階操 ★★

使用彈力帶強化訓練

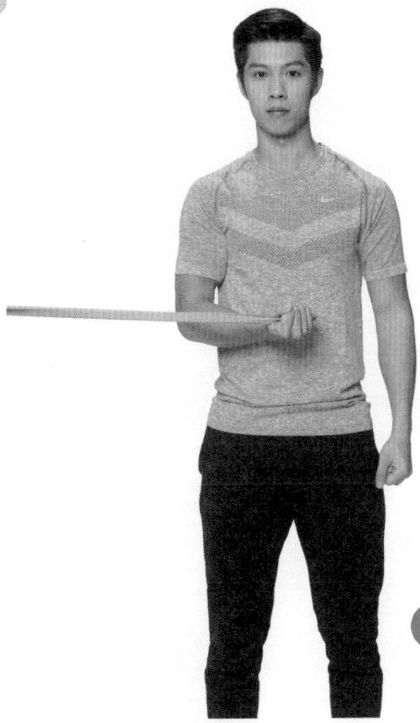

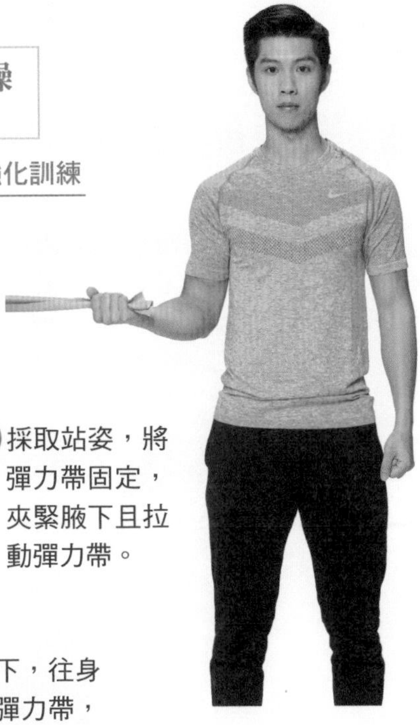

1 採取站姿，將彈力帶固定，夾緊腋下且拉動彈力帶。

2 保持夾緊腋下，往身體內側拉動彈力帶，拉5-10秒後放鬆。

進階操 ★★★

使用彈力帶強化訓練

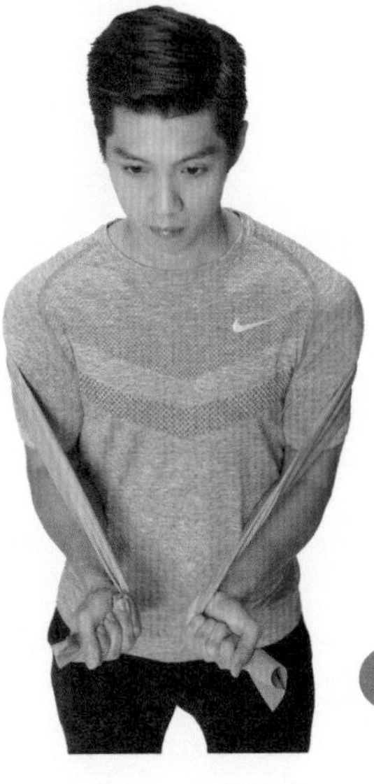

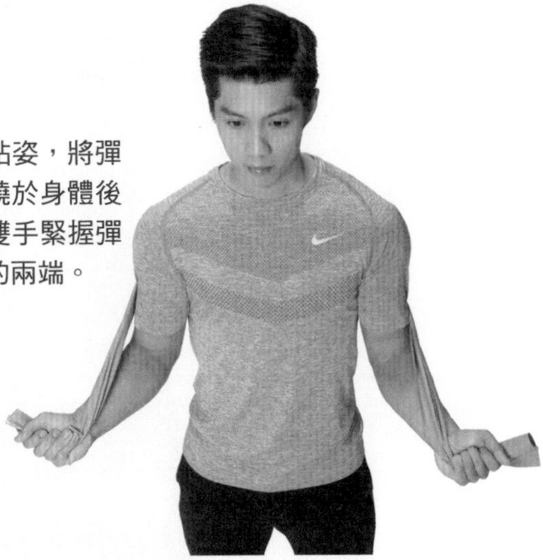

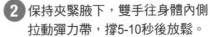

1 採取站姿，將彈力帶繞於身體後方，雙手緊握彈力帶的兩端。

2 保持夾緊腋下，雙手往身體內側拉動彈力帶，撐5-10秒後放鬆。

腰部．髖臀強化復健運動

脊椎屈肌群

＊什麼時候該鍛鍊：身體向後仰時覺得疼痛、有拱背的姿勢、睡覺時無法仰躺或翻身會痛

＊哪裡會感到疼痛：背部、腰部、臀部、鼠蹊部

＊伸展按摩何處來改善：脊柱伸肌群（腰方肌、豎脊肌）

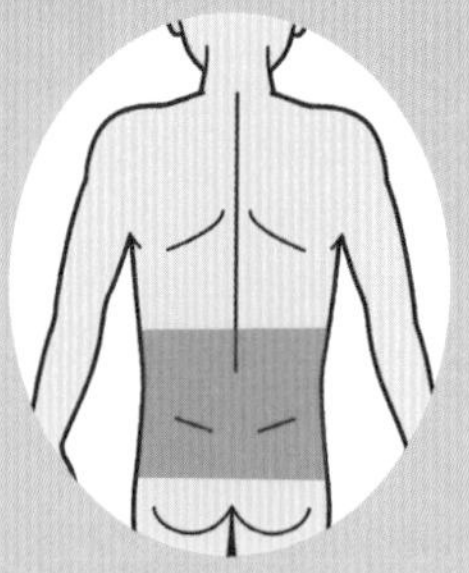

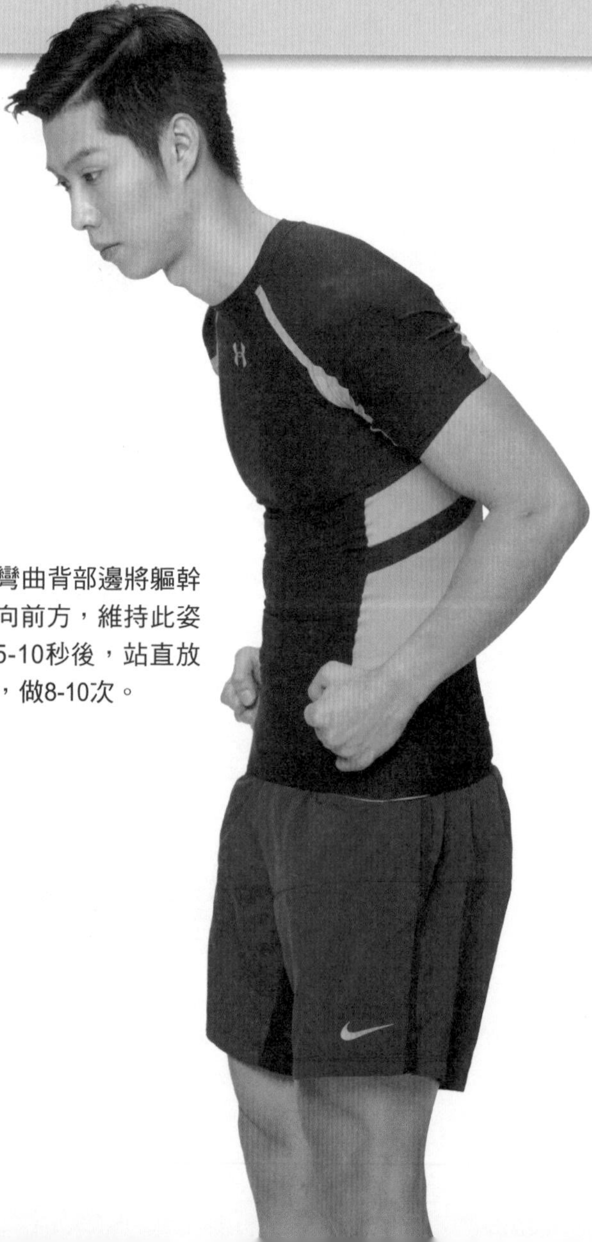

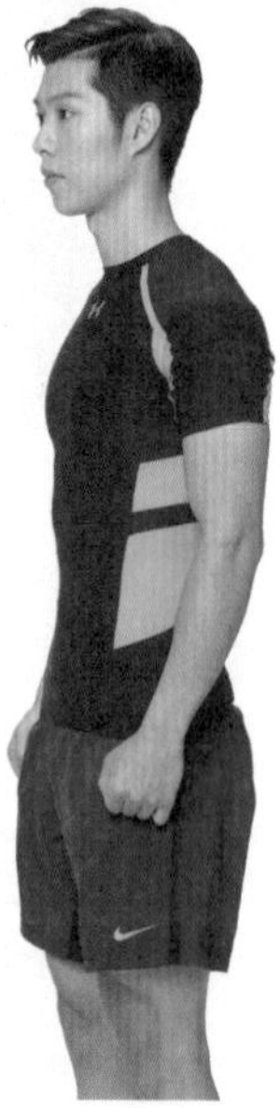

❶ 採取站姿，背部挺直。

❷ 邊彎曲背部邊將軀幹傾向前方，維持此姿勢5-10秒後，站直放鬆，做8-10次。

基本操
★

進階操
★★

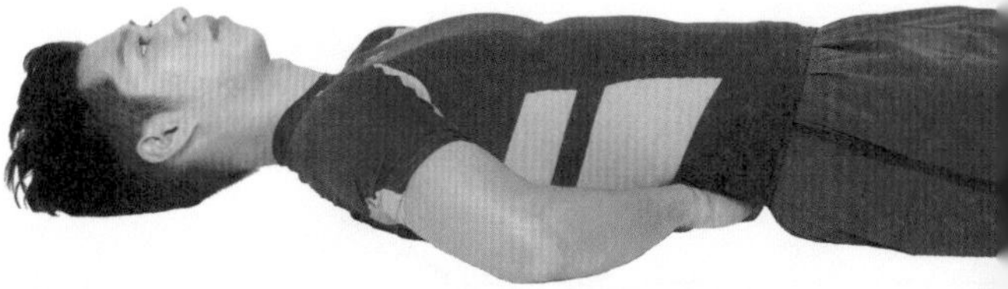

1 採仰躺姿，躺在地面或硬床上，掌心朝下，支撐在腰部下方。

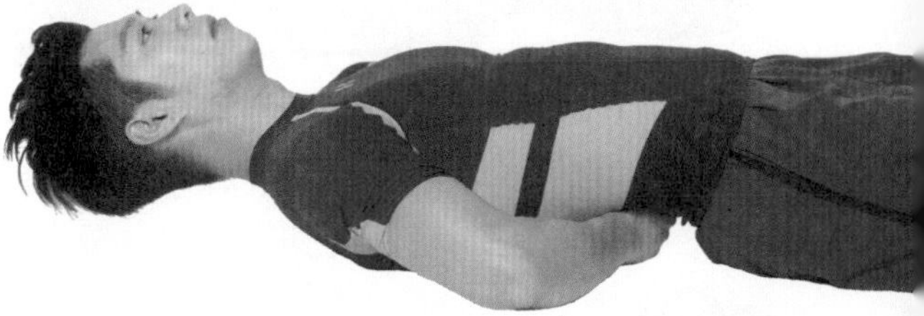

2 縮腹施力，像是協助腰部把手往下壓一般，維持此姿勢5-10秒後放鬆，做8-10次。

變化型

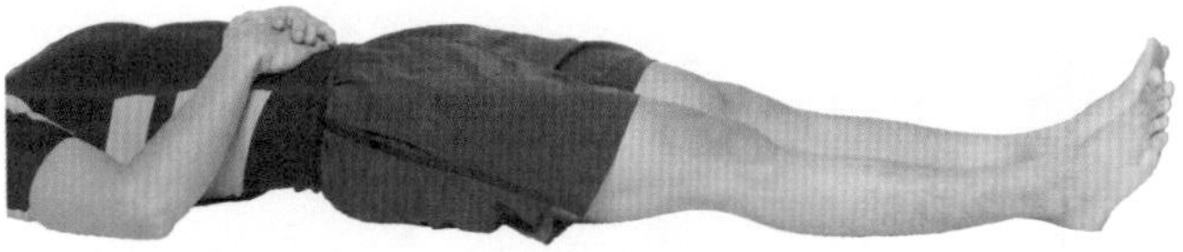

1 採仰躺姿，躺在地面或硬床上，雙腿併攏。

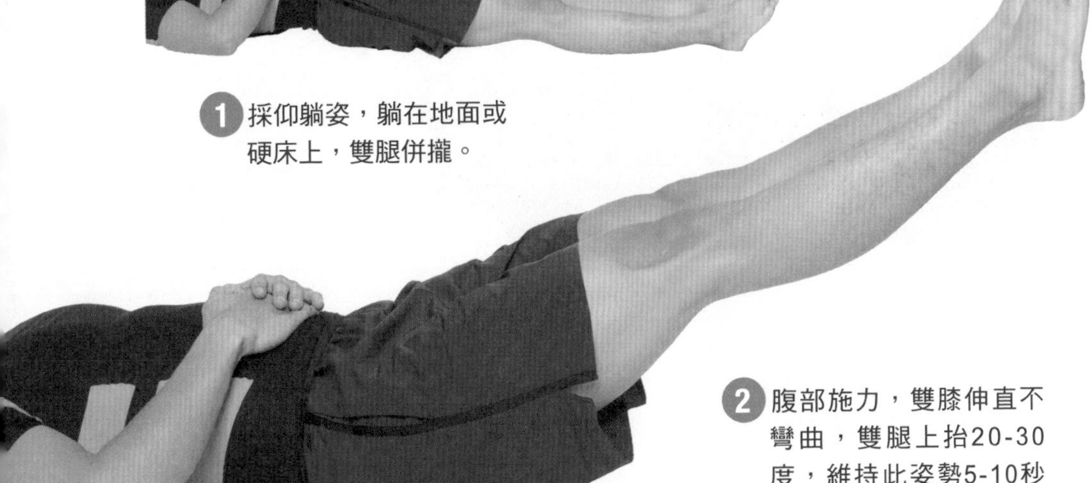

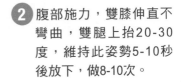

2 腹部施力，雙膝伸直不彎曲，雙腿上抬20-30度，維持此姿勢5-10秒後放下，做8-10次。

進階操
★★★

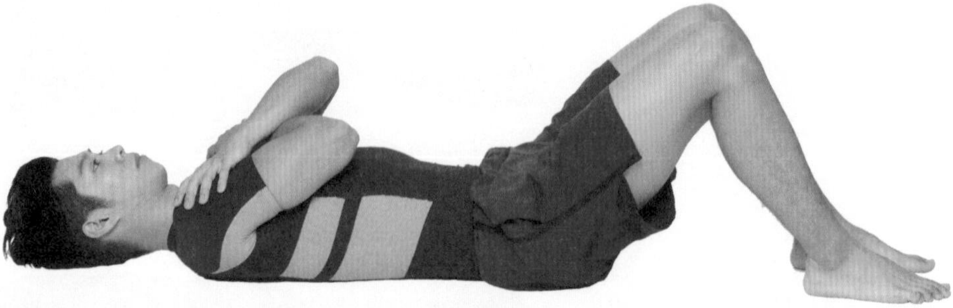

1 採仰躺姿，躺在地面或硬床上，曲起膝蓋，雙手交叉置於胸前。

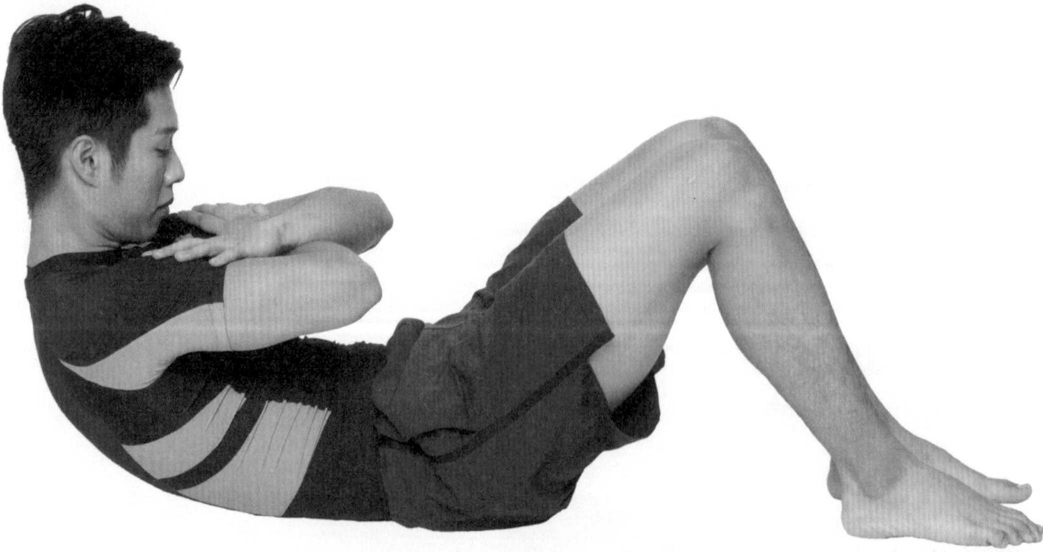

2 抬起上半身，眼睛看著肚臍的位置。維持此姿勢5-10秒後，躺平放鬆，做8-10次。

變化型

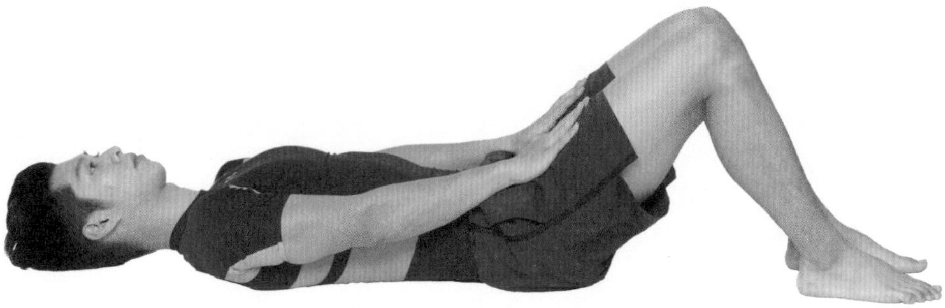

1 前個動作也可稍做變化。採仰躺姿，躺在地面或硬床上，曲起膝蓋，雙手合掌，並伸直手臂。

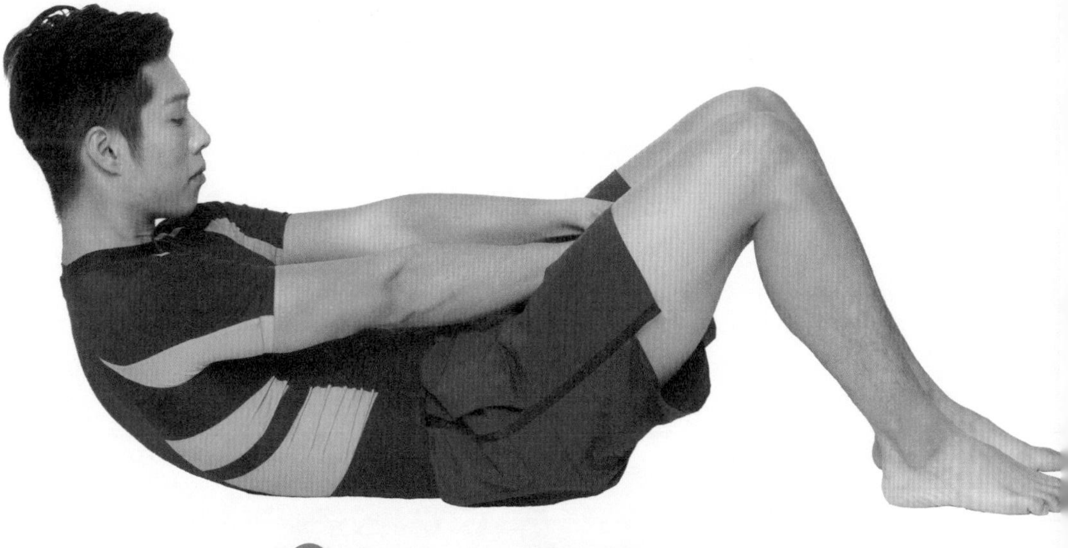

2 抬起上半身，並將雙手伸入雙膝之間。維持此姿勢5-10秒後，躺平放鬆，做8-10次。

腰部．髖臀強化復健運動

脊柱伸肌群

＊什麼時候該鍛鍊：往前彎腰或鞠躬時覺得疼痛、出現拱背或駝背的姿勢，或者出現胸口灼熱、噁心、腹脹等相關症狀

＊哪裡會感到疼痛：胸部、腰部、腹部、側腹與下腹、鼠蹊部

＊伸展按摩何處來改善：脊柱屈肌群（腹直肌、腹斜肌）

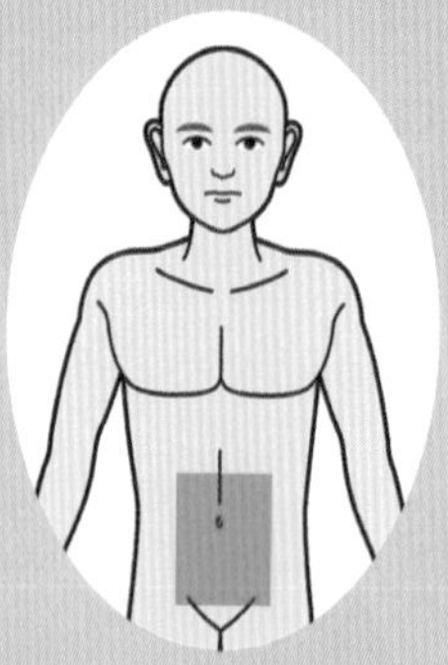

基本操
★

1 挺直背部，身體向後仰。維持此姿勢5-10秒，進行8-10次。

進階操
★★

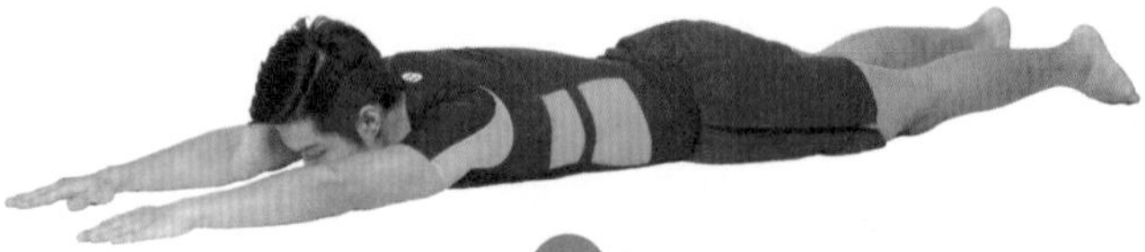

1 趴在地上，背部挺直，雙手雙腿伸直。

2 同時向上提起左手跟右腿，舉起手的同時，把胸部也提起來。維持此姿勢5-10秒，放下後再換提起右手跟左腿，各進行8-10次。

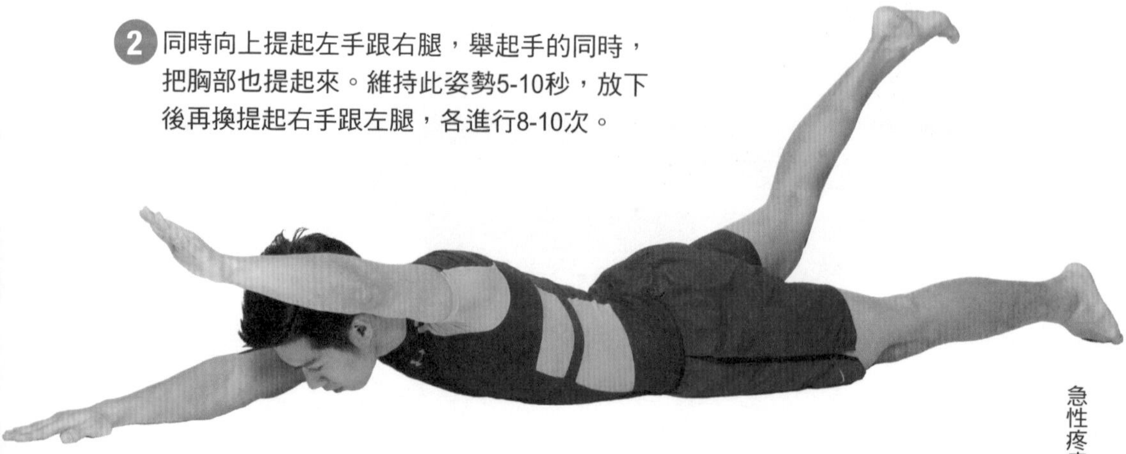

進階操
★★★

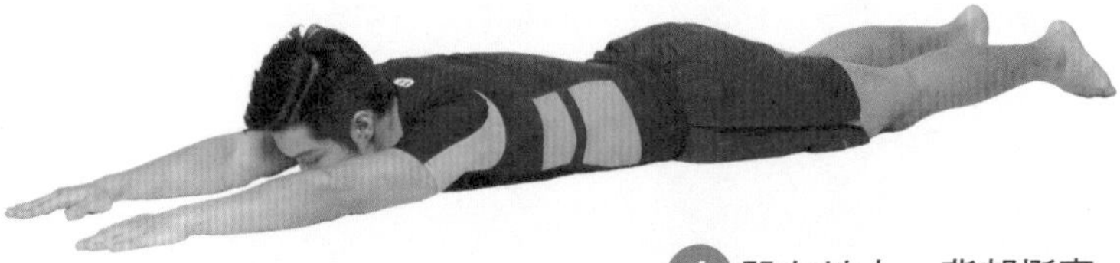

❶ 趴在地上，背部挺直，雙手雙腿伸直。

❷ 上半身往後彎曲，下半身雙腿往後抬。維持此姿勢5-10秒後放鬆，進行8-10次。

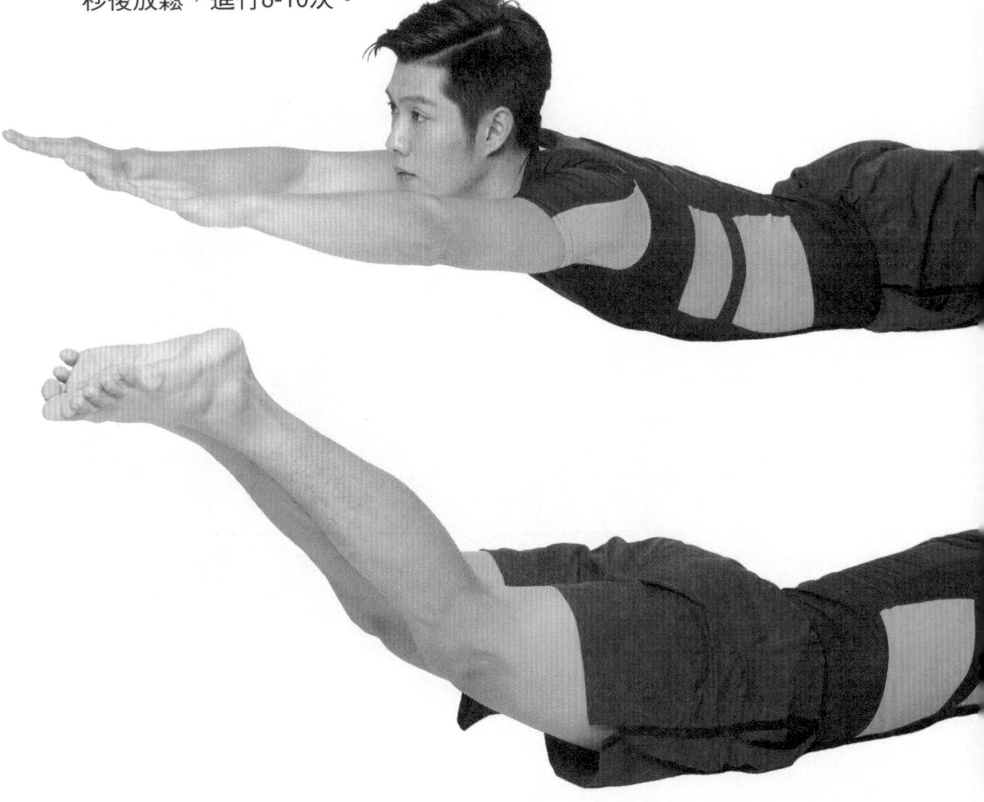

腰部‧髖臀強化復健運動

脊柱旋轉肌群

＊什麼時候該鍛鍊：轉動身體時（例如回頭）覺得疼痛
＊哪裡會感到疼痛：背部、腰部、臀部、側腹與下腹
＊伸展按摩何處來改善：連結另一側的旋轉肌群（腹斜肌、豎脊肌）

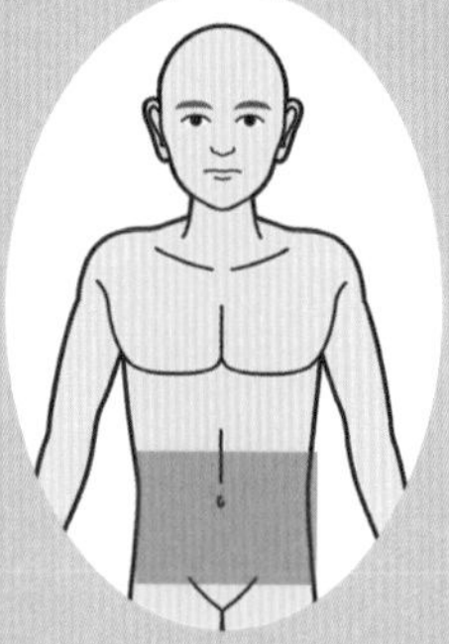

基本操
★

1 身體站直，雙腿打開與肩同寬，骨盆不動，上半身向後轉。維持此姿勢5-10秒後放鬆，進行8-10次。

進階操
★★

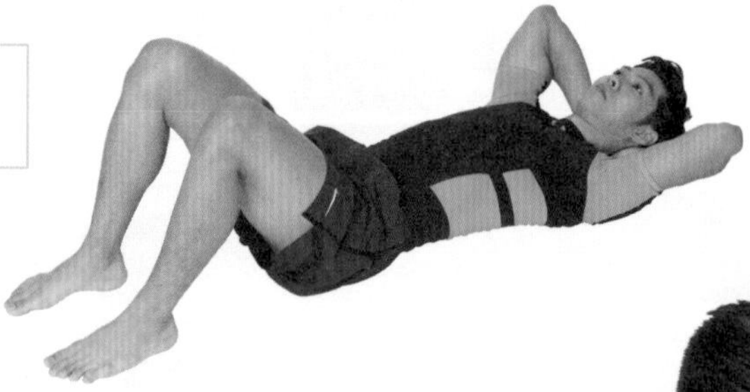

1 採仰躺姿，躺在地面或硬床上，曲起膝蓋，雙手抱頭。

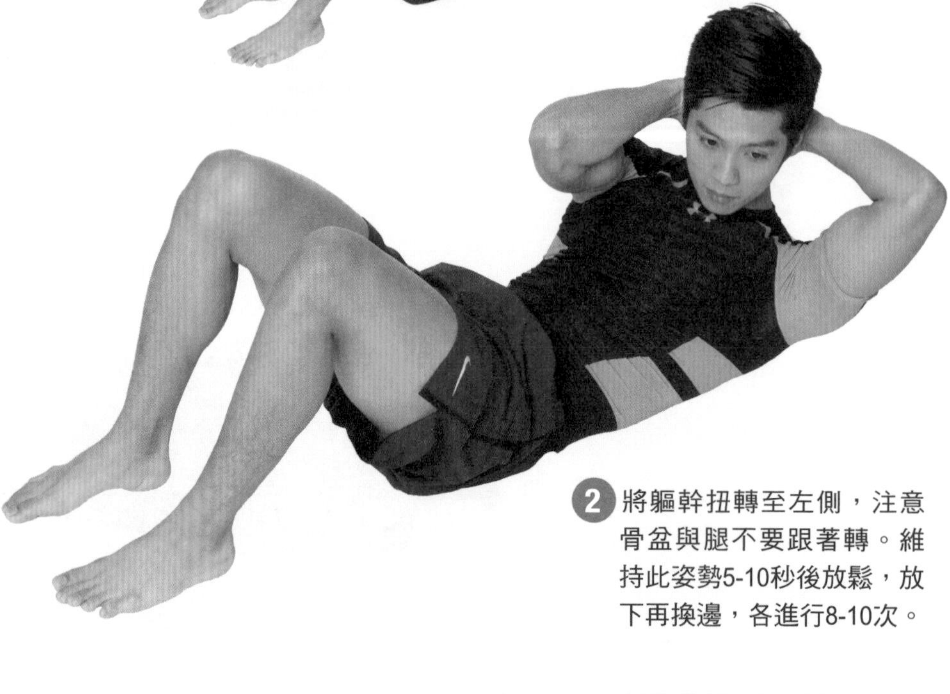

2 將軀幹扭轉至左側，注意骨盆與腿不要跟著轉。維持此姿勢5-10秒後放鬆，放下再換邊，各進行8-10次。

進階操
★★★

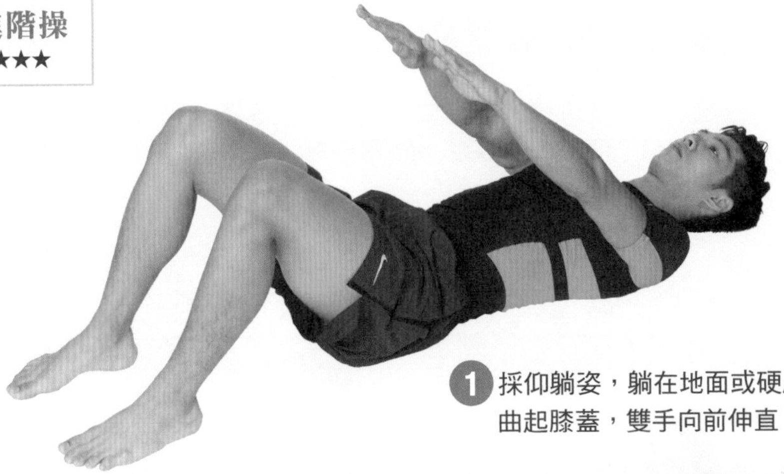

1 採仰躺姿，躺在地面或硬床上，曲起膝蓋，雙手向前伸直。

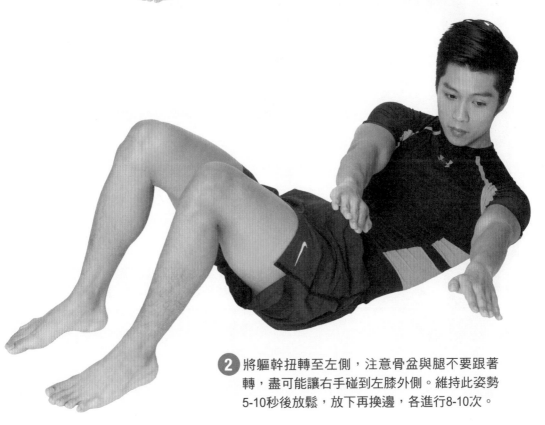

2 將軀幹扭轉至左側，注意骨盆與腿不要跟著轉，盡可能讓右手碰到左膝外側。維持此姿勢5-10秒後放鬆，放下再換邊，各進行8-10次。

腰部．髖臀強化復健運動

髖關節屈肌群

＊什麼時候該鍛鍊：跪坐或盤腿坐要站起時覺得疼痛、腿部向後伸展時感到頭痛、走踩踏地時感到疼痛、出現拱背的姿勢

＊哪裡會感到疼痛：臀部、大腿後側、膝關節後側

＊伸展按摩何處來改善：髖關節的伸肌群（臀大肌、大腿後側肌群）

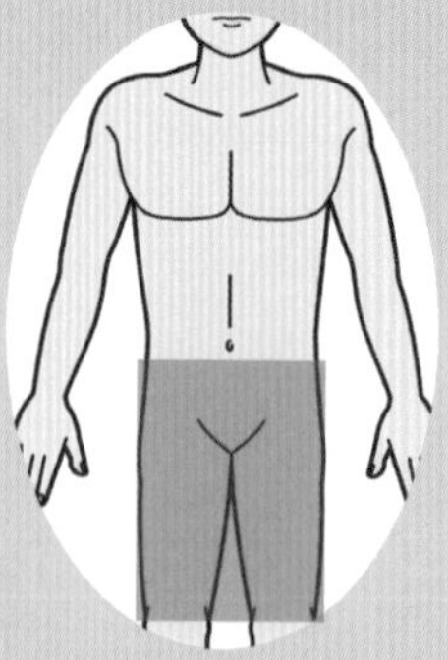

基本操
★

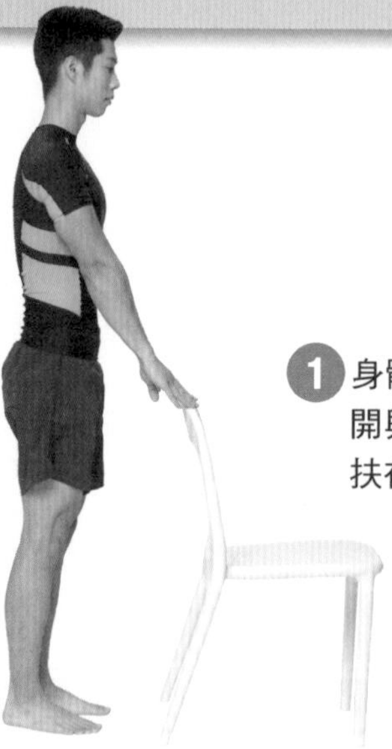

1 身體站直，雙腿打開與肩同寬，雙手扶在椅背上。

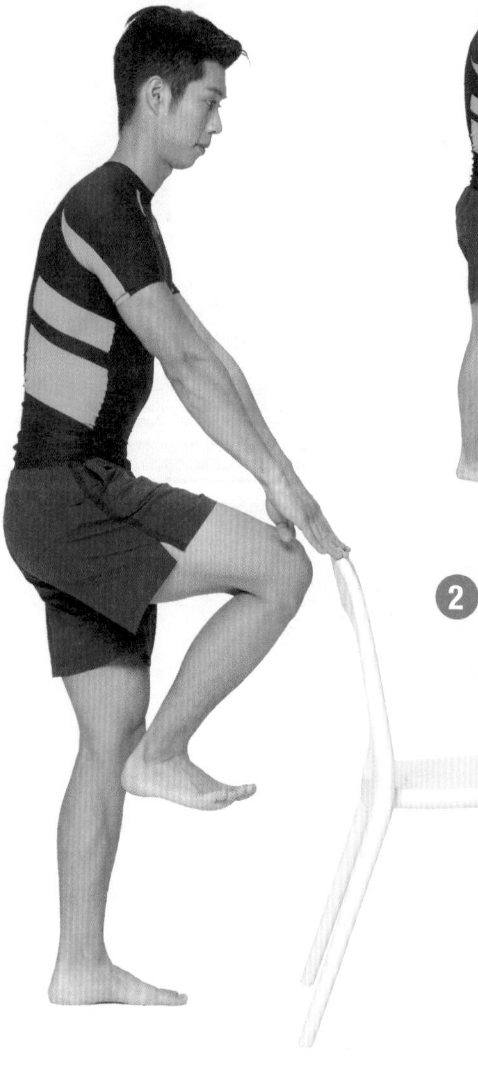

2 筆直提起膝蓋，抬起右腿，雙手也對膝蓋施加一定力量，像是互推一般。維持此姿勢5-10秒後放鬆，放下再換邊，各進行8-10次。

進階操
★★

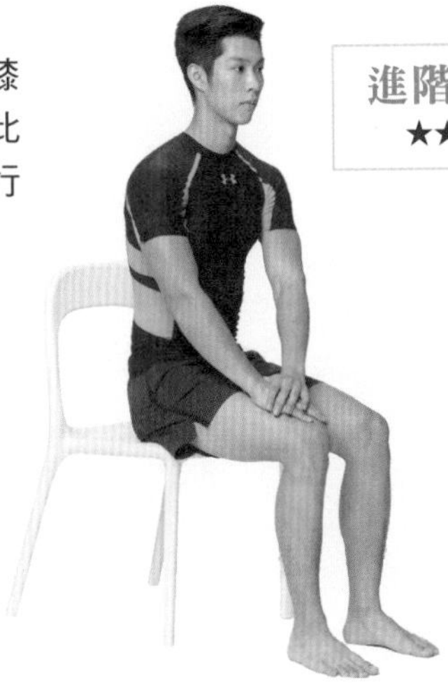

❶ 採取坐姿，雙手放在右膝蓋。

❷ 筆直提起膝蓋，抬起右腿，雙手也對膝蓋施加一定力量，像是互推一般。維持此姿勢5-10秒後放鬆，放下再換邊，各進行8-10次。

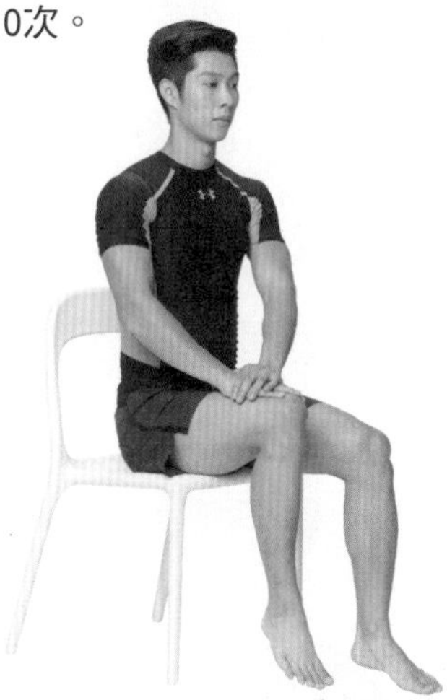

進階操
★★★

使用彈力帶強化訓練

❶ 雙手放在兩邊膝蓋，將彈力帶套在右腳上，左腳踩住多彈力帶（或是將彈力帶兩端綁起成圈狀，套在雙腳上），保持雙腳與肩同寬。左腳試著往上抬高。維持此姿勢5-10秒後放鬆，再換邊，各進行8-10次。

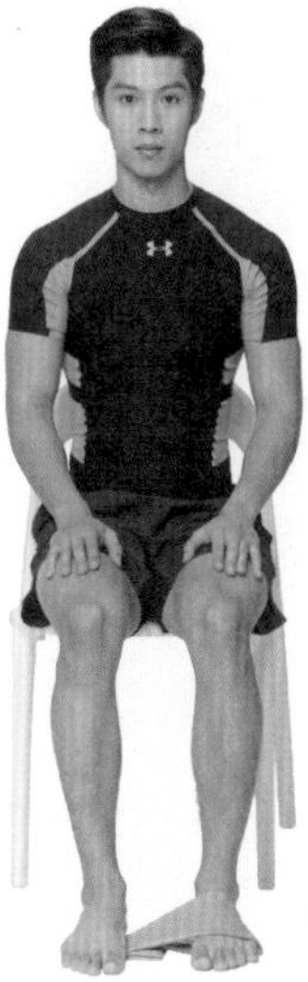

（坐姿）

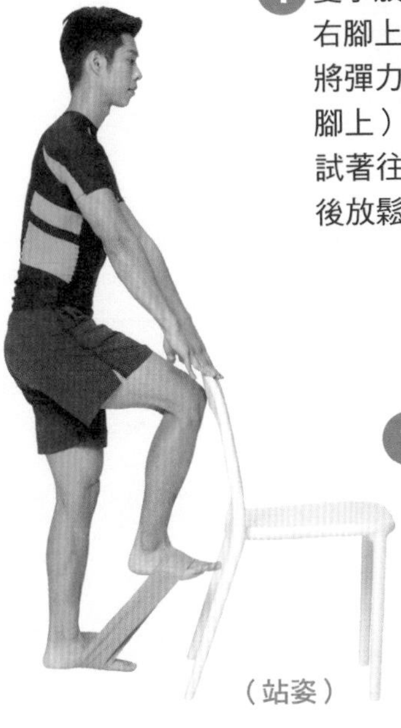

（站姿）

❶ 身體站直，將彈力帶套在右腳上，左腳踩住彈力帶（或是將彈力帶兩端綁起成圈狀，套在雙腳上），保持雙腳與肩同寬，雙手扶在椅背上方。筆直提起膝蓋，抬起右腿，上抬至與腰部同高處。維持此姿勢5-10秒後放鬆，再換邊，各進行8-10次。

腰部・髖臀強化復健運動

髖關節伸肌群

＊什麼時候該鍛鍊：上提大腿時（例如上樓梯）覺得疼痛、髖關節退化性關節炎、變形性膝關節炎、腿部屈曲變形（O型腿）

＊哪裡會感到疼痛：腰部、臀部、大腿前側與外側、膝蓋

＊伸展按摩何處來改善：髖關節的屈肌群（髂腰肌、縫匠肌、闊筋膜張肌、股直肌）

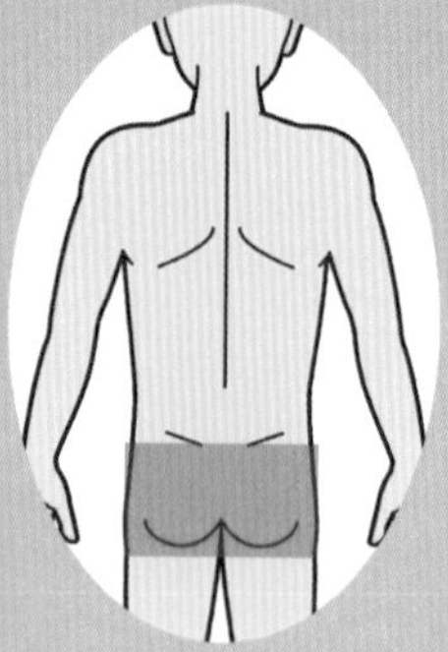

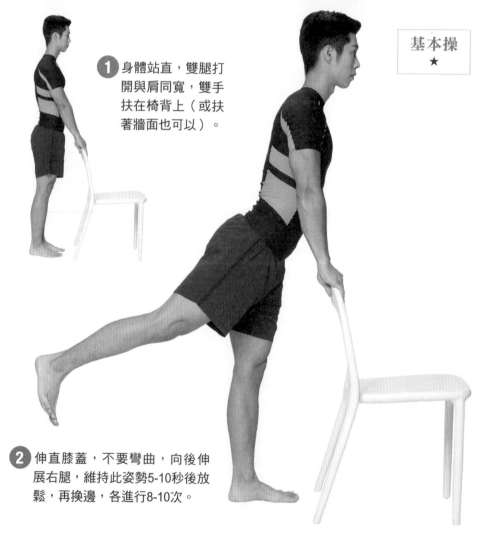

基本操
★

1 身體站直，雙腿打開與肩同寬，雙手扶在椅背上（或扶著牆面也可以）。

2 伸直膝蓋，不要彎曲，向後伸展右腿，維持此姿勢5-10秒後放鬆，再換邊，各進行8-10次。

進階操
★★

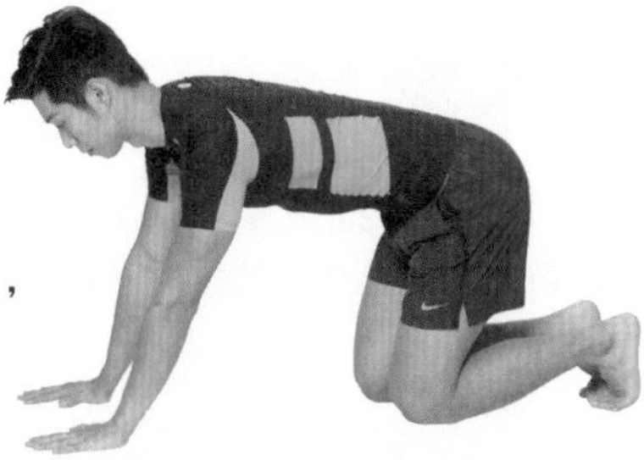

1 雙膝跪地，雙手撐向地面，筆直伸展背部.。

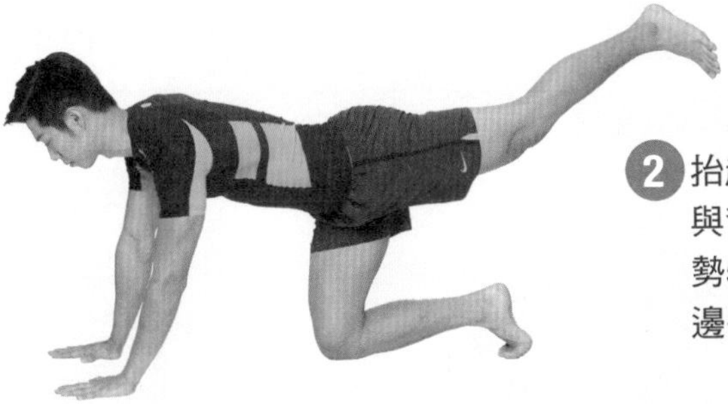

2 抬起左腿，筆直提起膝蓋，與背部成一直線。維持此姿勢5-10秒後放下放鬆，再換邊各進行8-10次。

進階操
★★★

使用彈力帶強化訓練

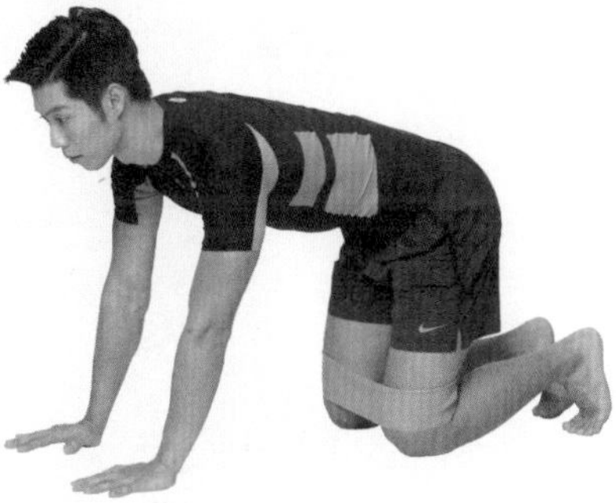

1 雙膝跪地，雙手撐向地面，筆直伸展背部。將彈力帶兩端綁起成圈狀，套在膝蓋上，右膝固定住彈力帶，保持雙腳與肩同寬。

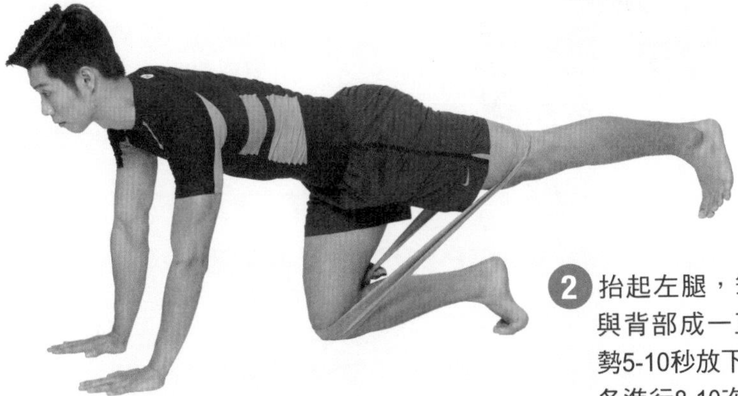

2 抬起左腿，筆直提起膝蓋，與背部成一直線。維持此姿勢5-10秒放下，放下再換邊，各進行8-10次。

腰部・髖臀強化復健運動

髖關節外展肌群

＊什麼時候該鍛鍊：上提大腿時（例如上樓梯）覺得疼痛、無法以單腳站立、腿部屈曲變形（O型腿）

＊哪裡會感到疼痛：大腿前側、膝蓋、小腿前側

＊伸展按摩何處來改善：大腿內收肌群

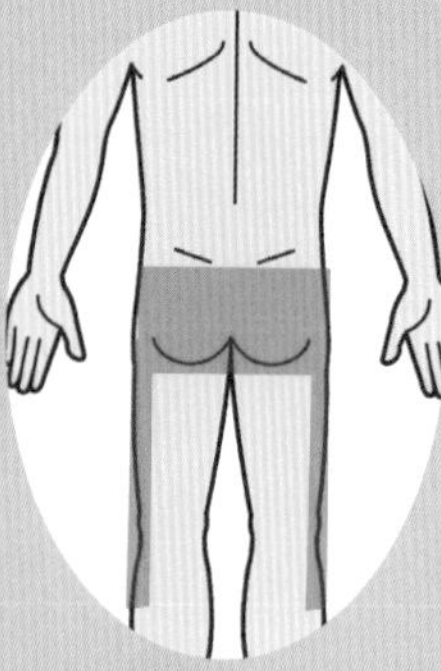

基本操
★

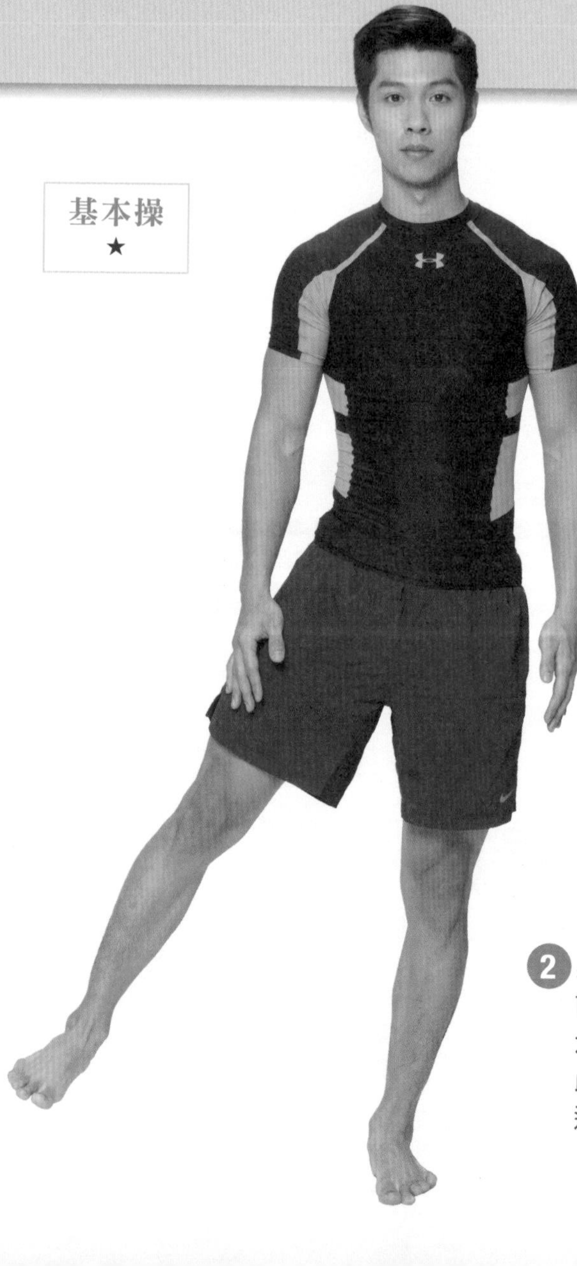

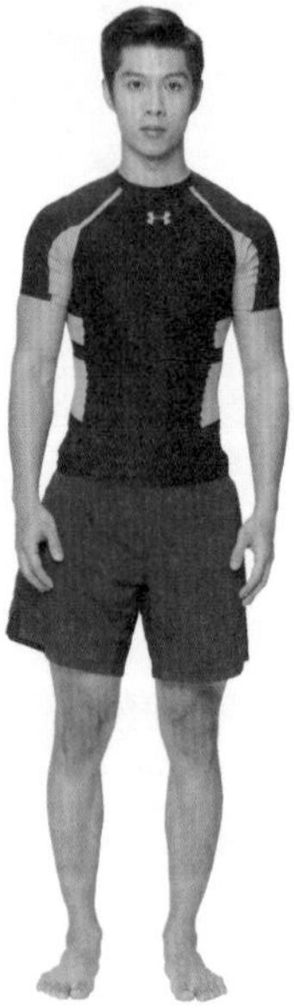

1 採站姿，雙腿打開與肩同寬。

2 身體站直，腳尖朝向身體正前方，右腿筆直向外伸展，注意身體不要傾斜。維持此姿勢5-10秒後放鬆，再換邊，各進行8-10次。

進階操
★★

❶ 採取側躺的姿勢，雙手撐向地面，雙腳併攏。

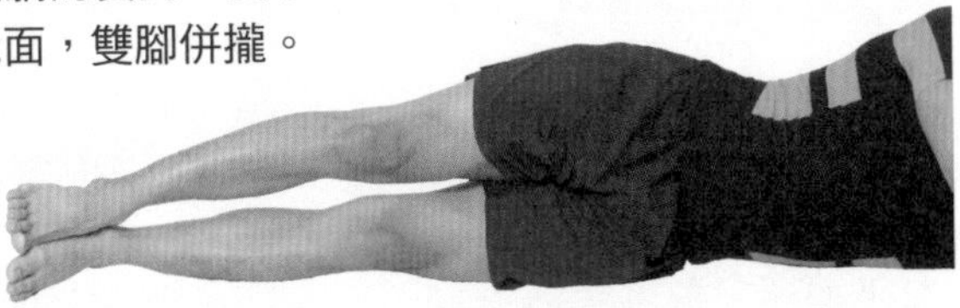

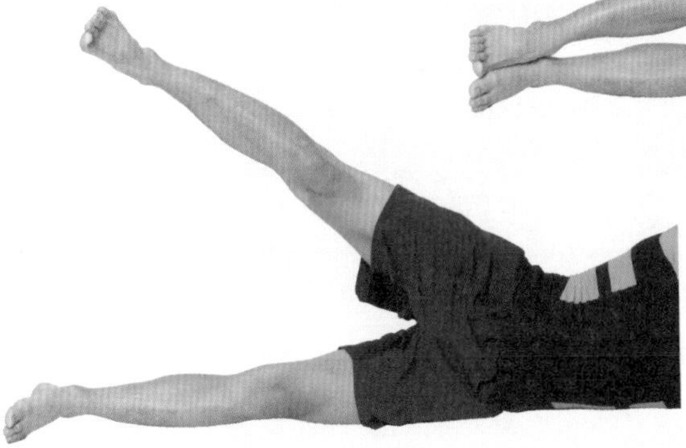

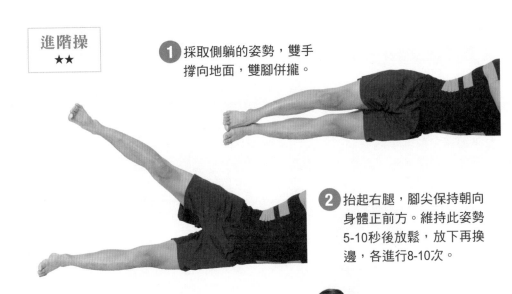

❷ 抬起右腿，腳尖保持朝向身體正前方。維持此姿勢5-10秒後放鬆，放下再換邊，各進行8-10次。

進階操
★★★

使用彈力帶強化訓練

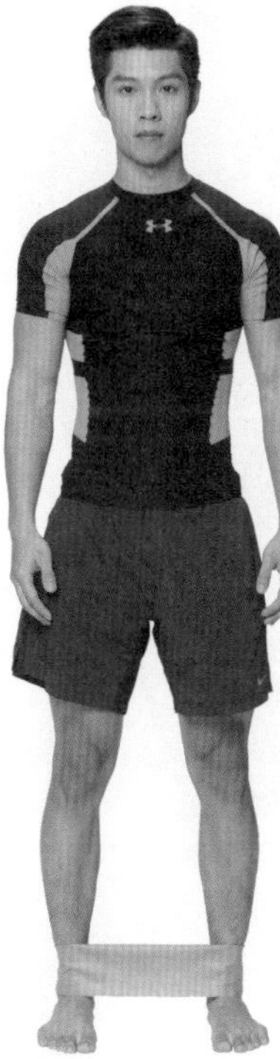

❶ 採站姿，將彈力帶套於腳踝上，雙腿打開與肩同寬。

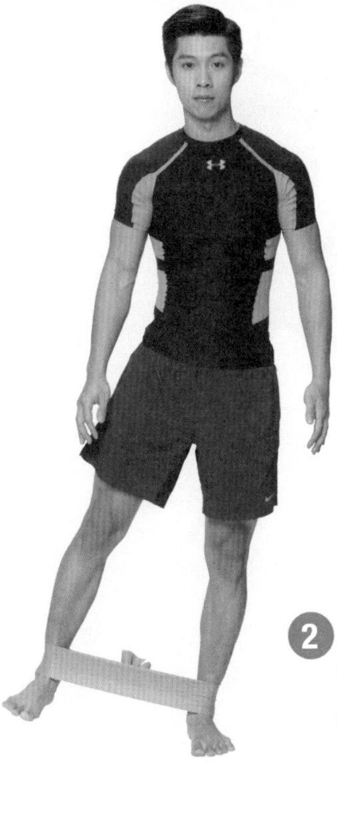

❷ 身體站直，腳尖朝向身體正前方，右腿筆直向外伸展，注意身體不要傾斜。維持此姿勢5-10秒後放鬆，再換邊，各進行8-10次。

腰部・髖臀強化復健運動

大腿內收肌群（1）

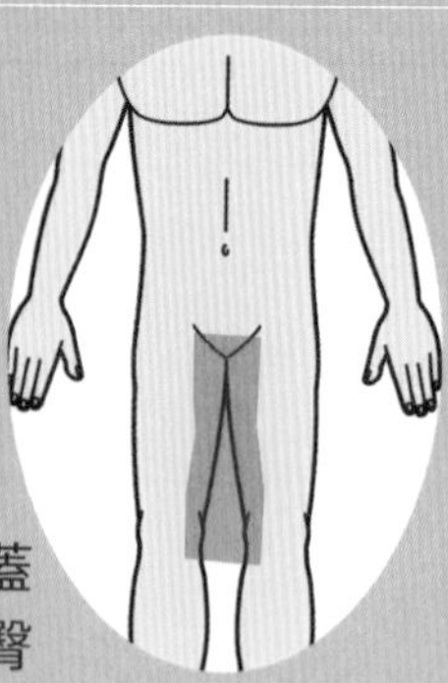

＊什麼時候該鍛鍊：髖關節疼痛、髖關節退化性關節炎或變形性膝關節炎、腿部屈曲變形（O型腿）、有盤腿的習慣

＊哪裡會感到疼痛：臀部、大腿後側與外側、小腿外側、膝蓋

＊伸展按摩何處來改善：髖關節的外展肌群（闊筋膜張肌、臀中肌、臀小肌）

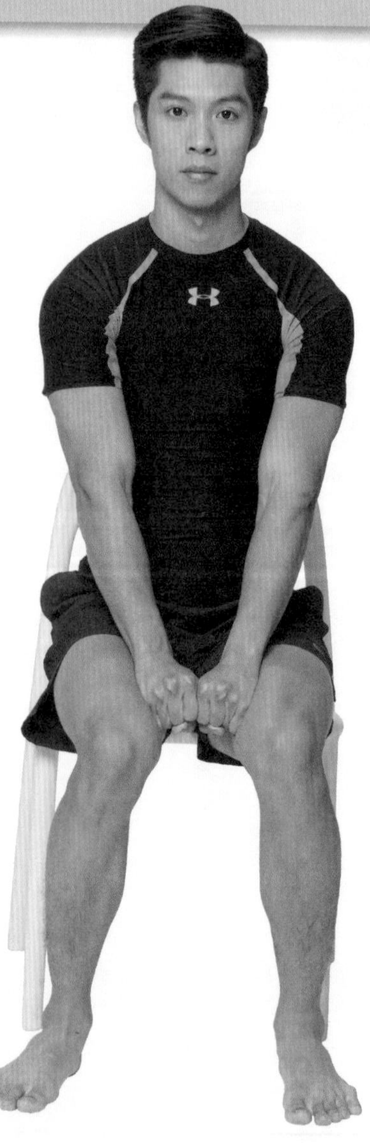

基本操
★

1 採站姿，雙腿打開與肩同寬。將右腿往左斜前方伸展。維持此姿勢5-10秒，再換邊，各進行8-10次。

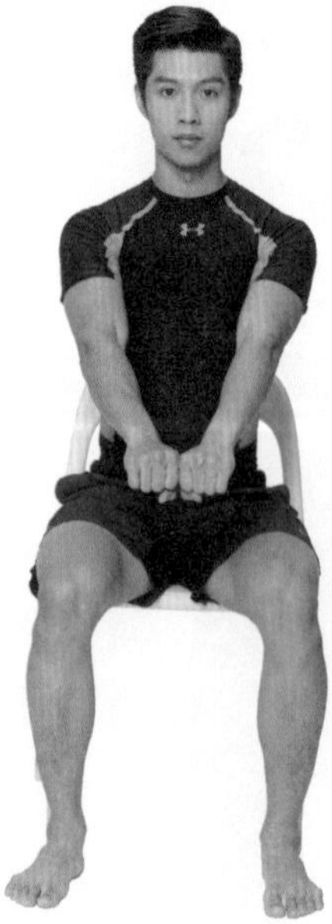

進階操
★★

1 採取坐姿，雙腿打開與肩同寬，雙手握拳放置於雙膝之間。

2 雙膝往內夾擠，像是在推擠拳頭一般用力。維持此姿勢5-10秒再放鬆，進行8-10次。

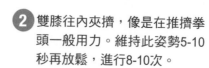

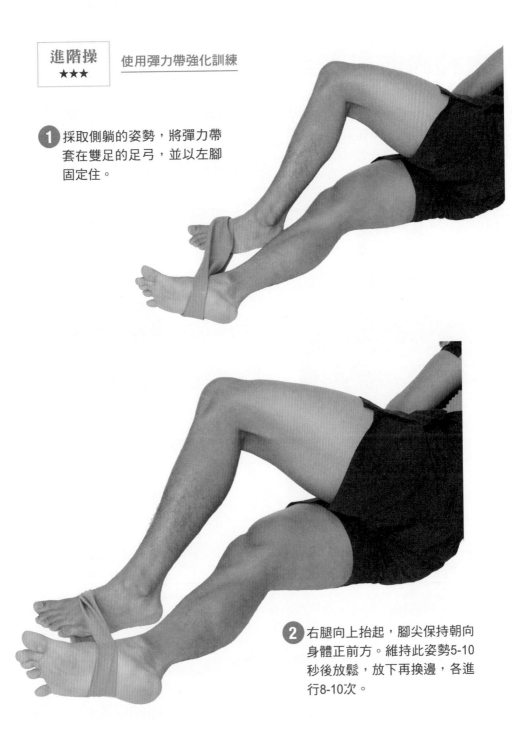

進階操 ★★★

使用彈力帶強化訓練

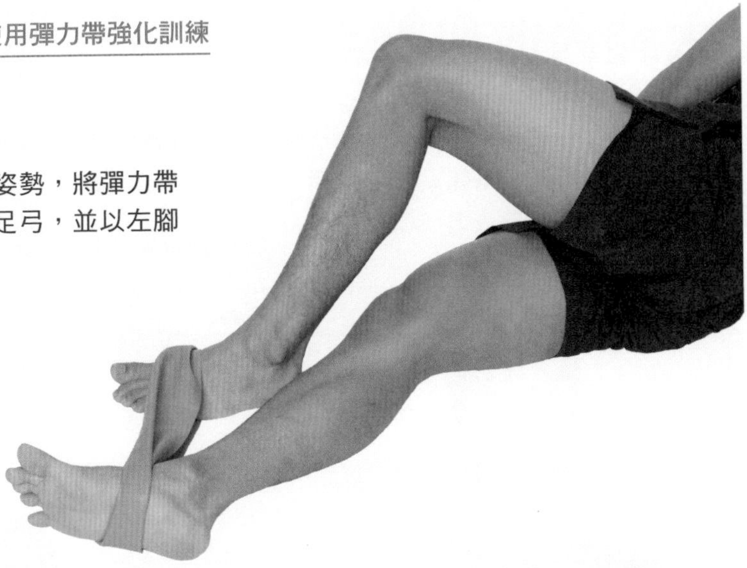

1 採取側躺的姿勢，將彈力帶套在雙足的足弓，並以左腳固定住。

2 右腿向上抬起，腳尖保持朝向身體正前方。維持此姿勢5-10秒後放鬆，放下再換邊，各進行8-10次。

腰部・髖臀強化復健運動

大腿內收肌群（2）

＊什麼時候該鍛鍊：髖關節疼痛、出現類似坐骨神經痛症狀、就寢時無法仰躺、腿部屈曲變形（O型腿）
＊哪裡會感到疼痛：臀部、大腿後側與外側、小腿外側
＊伸展按摩何處來改善：臀小肌

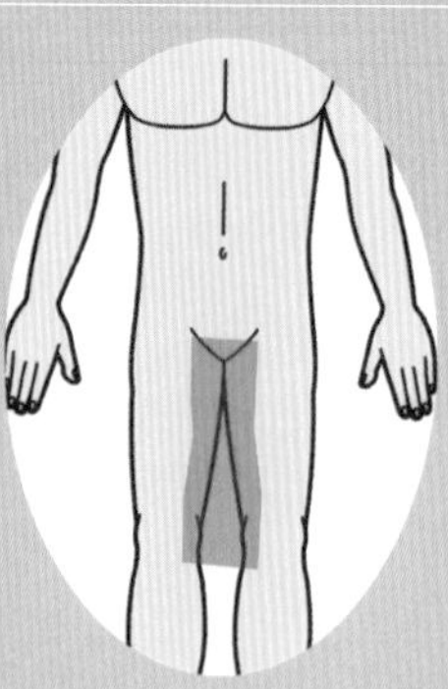

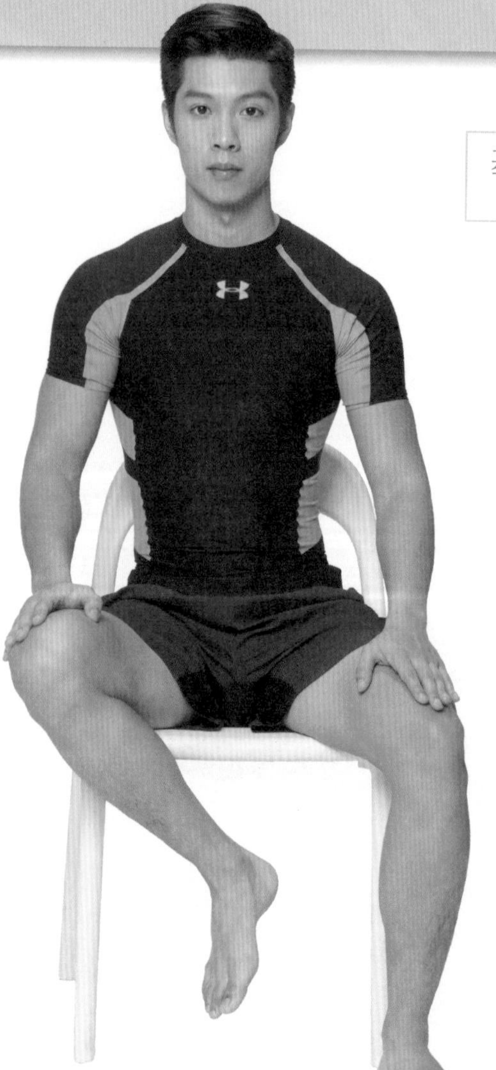

基本操
★

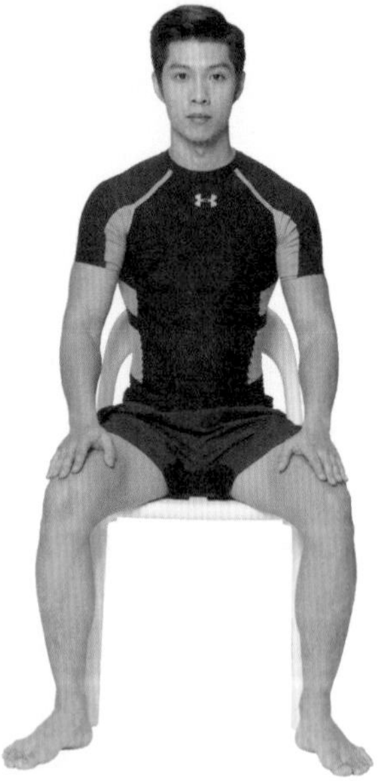

1 採取坐姿，雙腿打開，比肩寬略寬，雙手輕輕放在膝蓋上。

2 右小腿轉向身體內側，腳尖朝向身體正前方，以大腿為中心轉動。再換邊，各進行8-10次。

進階操
★★★

使用彈力帶強化訓練

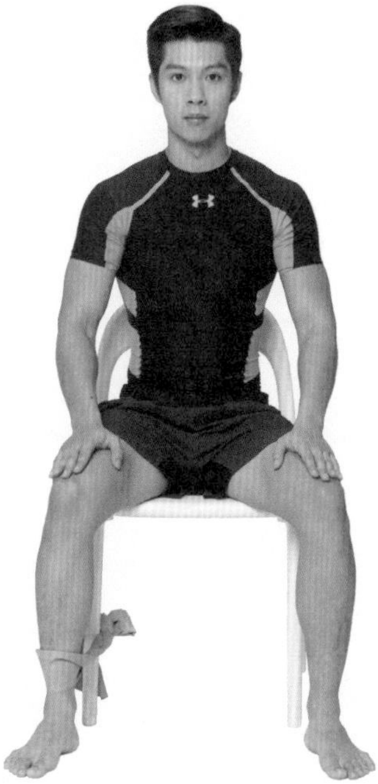

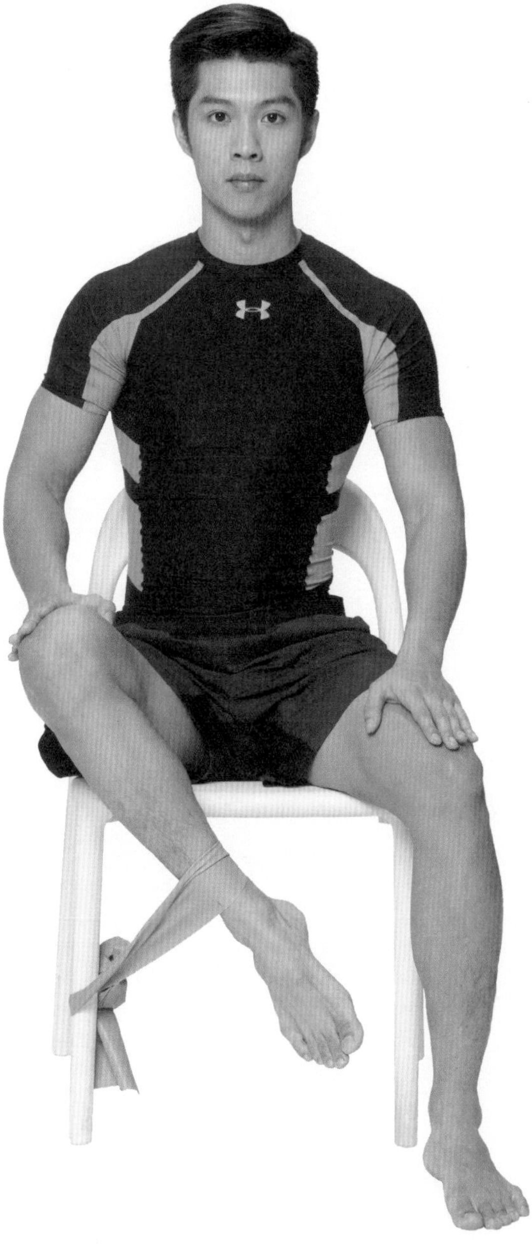

1 採取坐姿，雙腿打開，比肩寬略寬，彈力帶纏繞在右腳腳踝，並固定在椅腳上。

2 右小腿轉向身體內側，腳尖朝向身體正前方，以大腿為中心轉動。再換邊，各進行8-10次。

國家圖書館出版品預行編目 (CIP) 資料

急性疼痛紓緩全書 / 許宏志著 . -- 初版 . -- 臺北市 :
遠流 , 2019.11
面； 公分 . -- (健康生活館 ; 78)
ISBN 978-957-32-8217-4(平裝)
1. 疼痛醫學

415.942 107000356

健康生活館 78

急性疼痛紓緩全書

作　者——許宏志
主　編——曾慧雪
行銷企劃——葉玫玉
美術設計——陳春惠、李俊輝
內文插圖——許于文

發 行 人——王榮文
出版發行——遠流出版事業股份有限公司
100台北市南昌路二段81號6樓
郵撥／0189456-1
電話／(02)2392-6899　傳真／(02)2392-6658
著作權顧問——蕭雄淋律師

□2019年11月1日　初版一刷
售價新台幣320元（缺頁或破損的書，請寄回更換）

ISBN 978-957-32-8217-4
遠流博識網
http://www.ylib.com　E-mail: ylib@ylib.com